图解 上班族小病小痛一扫光

蒋险峰 编著

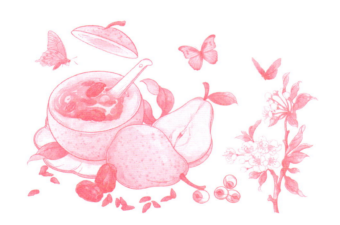

电子工业出版社

Publishing House of Electronics Industry

北京·BEIJING

图书在版编目（CIP）数据

图解上班族小病小痛一扫光 / 蒋险峰编著． -- 北京：
电子工业出版社，2025．3． -- ISBN 978-7-121-49788-9

Ⅰ．R4-64

中国国家版本馆 CIP 数据核字第 2025WW9958 号

责任编辑：黄益聪

印　　刷：天津画中画印刷有限公司

装　　订：天津画中画印刷有限公司

出版发行：电子工业出版社

　　　　　北京市海淀区万寿路 173 信箱　　邮编：100036

开　　本：720×1000　　1/16　　印张：10　　字数：191 千字

版　　次：2025 年 3 月第 1 版

印　　次：2025 年 3 月第 1 次印刷

定　　价：49.80 元

凡所购买电子工业出版社图书有缺损问题，请向购买书店调换。若书店售缺，请与本社发行部联系，联系及邮购电话：（010）88254888，88258888。

质量投诉请发邮件至 zlts@phei.com.cn，盗版侵权举报请发邮件至 dbqq@phei.com.cn。

本书咨询联系方式：（010）68161512，meidipub@phei.com.cn。

第一章

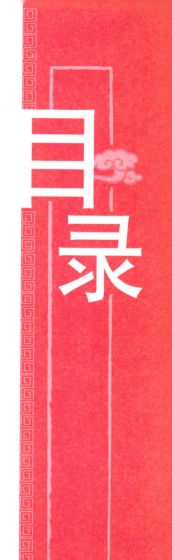

上班族常见不适老偏方

V

第二章 上班族常见情绪问题老偏方

第三章

长时间面对电脑，老偏方保健康

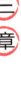

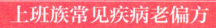

上班族常见疾病老偏方

XV

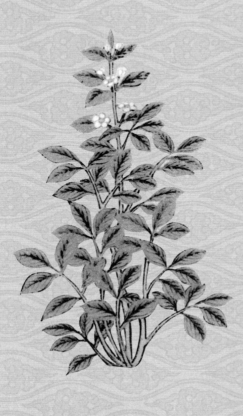

第一章

上班族常见不适老偏方

上班族有了一些身体上的小毛病，不一定非要影响工作请假治疗，许多常见不适都可以通过老偏方来缓解。另外，如果平时多进行体育锻炼，还能起到事半功倍的作用。

口臭

口臭是指口中散发出令别人厌烦、使自己尴尬的难闻的口气。口臭虽然是个小毛病，但是会影响正常的人际交往、情感交流。中医认为，"脾开窍于口"，口臭病位在脾胃，其病因多为积热与食滞：脾胃积热，则气蒸于口；食滞胃肠，则化腐为臭。缓解口臭当以清泻脾胃实火、消积导滞通腑为法则。上班族生活压力大，常出现口臭症状，以下偏方可有效缓解口臭。

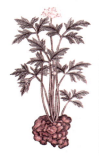

川芎

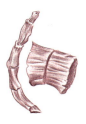

芦根

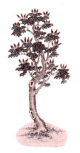

丁香

🌸 川芎方

[材料] 川芎适量。

[做法] 先将川芎加适量水煎10～20分钟，然后去渣取汁。

[用法] 含漱，每日2～3次。

[功效] 香口去臭。

🌸 芦根方

[材料] 芦根50克，冰糖适量。

[做法] 将芦根水煎取汁1碗，加冰糖。

[用法] 早晨空腹服用，连服7日。

[功效] 香口去臭。

🌸 含香丸

[材料] 丁香15克，川芎30克，甘草90克，桂心、细辛各45克，蜂蜜适量。

[做法] 将上述材料切碎后一起研成细末，加蜂蜜炼为如弹球般大小的丸。

[用法] 睡前用温水送服，每日1次，每次2丸。

[功效] 适用于口气秽臭。

🌸 清胃散

[材料] 生地、当归身、黄连（夏季加倍）各6克，牡丹皮、升麻各9克。

[做法] 将上述材料水煎取汁。

[用法] 每日1剂，分2次服用。

[功效] 适用于胃火旺盛所致的口臭、牙痛、口干。

细辛方

[材料] 细辛适量。

[做法] 将细辛水煎取浓汁。

[用法] 常含之，3日为1个疗程。

[功效] 祛风、散寒、止痛，适用于口臭、牙痛。

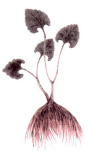

细辛

薄荷叶粥

[材料] 鲜薄荷叶30克，粳米50克。

[做法] 将鲜薄荷叶洗净，水煎取汁；将粳米淘洗干净，先倒入适量水煮熟，再倒入薄荷叶汁煮沸。

[用法] 每日1～2次，每次1剂。

[功效] 利咽喉，令口生香。

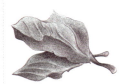

薄荷

桂花红茶

[材料] 桂花3克，红茶1克。

[做法] 将上述材料放入保温杯中，用适量沸水冲泡，加盖闷泡10分钟。

[用法] 代茶频饮。

[功效] 芳香辟秽、行水化湿、解毒除臭。

养阴清胃散

[材料] 玄参、麦冬、生地、牡丹皮、升麻各10克，芦根30克。

[做法] 将上述材料水煎取汁。

[用法] 每日1剂，分2次服用，早、晚各服用1次，4日为1个疗程。

[功效] 清胃泻火、滋养胃阴，适用于口臭。

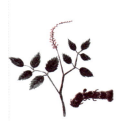

升麻

莴笋汁

[材料] 鲜莴笋25克，黄酒20毫升。

[做法] 将上述材料水煎取汁。

[用法] 每日2～3次。

[功效] 适用于胃热所致的口臭。

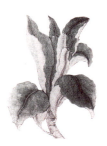

莴笋

🏵 丁香白芷汤

[材料] 木香10克，公丁香6克，藿香、白芷各12克，葛根粉30克。

[做法] 将上述材料水煎取汁。

[用法] 每日1剂，分多次含漱。

[功效] 芳香化湿、生津除臭。

[备注] 本方不宜久煎，口腔溃疡患者不宜服用。

🏵 生芦根粥

[材料] 生芦根30克，粳米50克。

[做法] 将生芦根洗净后水煎取汁，将粳米淘洗干净后放入锅中，熬至粥八成熟，倒入生芦根汁，熬至米烂熟。

[用法] 早晨空腹服用。

[功效] 清热除烦、辟秽除臭，但不宜久服。

🏵 川芎白芷汤

[材料] 川芎、藿香、佩兰各9克，细辛、白芷各3克。

[做法] 将上述材料水煎取汁。

[用法] 每日1剂，分多次含漱，亦可饮用。

[功效] 对口臭有一定的疗效。

🏵 白梅方

[材料] 白梅适量。

[用法] 口含。

[功效] 令口生香，适用于口臭。

🏵 茼蒿方

[材料] 茼蒿250克。

[做法] 将茼蒿洗净后放入沸水中煮熟。

[用法] 饮汤、食茼蒿，每日1次。

[功效] 适用于口臭、便秘。

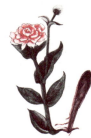

木香

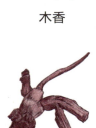

葛根

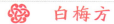

藿香

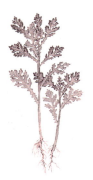

茼蒿

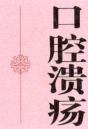

口腔溃疡又被称为口疮，是发生在口腔黏膜上的浅表性溃疡，可如米粒至黄豆般大小，呈圆形或椭圆形，溃疡面凹陷、周围充血，可因刺激性食物引发疼痛，一般1～2周可以自愈。上班族工作压力大，加上缺乏维生素，容易出现口腔溃疡。以下偏方对缓解口腔溃疡有很好的功效。

口腔溃疡

半夏泻心方

[材料] 半夏、党参、黄芩各10克，干姜、黄连各3～10克，甘草6克，红枣4颗。

[做法] 将上述材料加水煎成汤剂或制成药丸。

[用法] 发作期每日服用1剂汤剂；间歇期服用药丸，每丸6克，每日1～3次，每次1丸。

[功效] 适用于口腔溃疡。

半夏

吴茱萸膏

[材料] 吴茱萸50克，陈醋适量。

[做法] 将吴茱萸烘干后研成细末，加陈醋调成膏，分成10等份。

[用法] 每日取2份，分别敷于左、右脚心的涌泉穴，并用纱布包扎，每24小时换1次药，2日即可见效，之后巩固用药2日，共敷5次。

[功效] 适用于口腔溃疡。

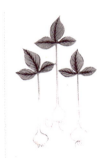

吴茱萸

黑木耳山楂饮

[材料] 黑木耳、山楂各10克。

[做法] 将上述材料水煎取汁。

[用法] 每日1剂，分1～2次服用。

[功效] 对口腔溃疡有较好的疗效，亦可用于痛经。

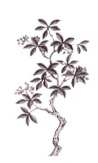

黑木耳

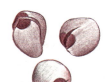

莲子

🌸 莲子甘草茶

[材料] 莲子15克，甘草2克，绿茶5克。
[做法] 用沸水冲泡上述材料。
[用法] 代茶频饮。
[功效] 可缓解口腔溃疡症状。

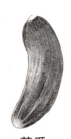

黄瓜

🌸 老黄瓜茶

[材料] 老黄瓜1根，白糖20克。
[做法] 将老黄瓜洗净、切片后水煎取汁，在黄瓜汁中加入白糖，搅拌均匀。
[用法] 代茶饮用，每日1次。
[功效] 清热解毒、利尿消肿，适用于实火型口腔溃疡。

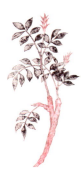

甘草

🌸 甘草茶

[材料] 甘草5片或甘草粉1汤匙。
[做法] 将甘草片或甘草粉放入保温杯中，用沸水冲泡至甘草味出。
[用法] 代茶饮用，每日1次。
[功效] 清热泻火，可缓解口腔溃疡症状。

🌸 生地青梅饮

[材料] 生地15克，甘草2克，石斛10克，青梅30克。
[做法] 将上述材料水煎20分钟，去渣取汁。
[用法] 每日1剂，分2～3次服用，可连服数日。
[功效] 养阴清热、降火敛疮，可缓解口腔溃疡症状。

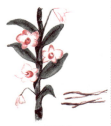

石斛

🌸 生白矾方

[材料] 生白矾适量。
[做法] 将生白矾研成细末。
[用法] 将生白矾末敷于患处，每日1～2次，每次1剂。
[功效] 可缓解口腔溃疡症状。

牙痛

牙痛是指因各种原因引起的牙齿疼痛，是口腔疾病中常见的症状之一，表现为牙龈红肿、遇冷热刺激痛、面颊部肿胀等。中医认为，牙痛由外感风邪、胃火炽盛、肾虚火旺、虫蚀牙齿所致。经常熬夜、压力大容易导致上班族因上火而出现牙痛。以下偏方可帮助上班族远离牙痛的苦恼。

黑豆方

[材料]　黑豆、黄酒适量。
[做法]　将黑豆炒熟，加黄酒煮汤，去渣取汁。
[用法]　频频含漱。
[功效]　适用于牙痛。

黑豆

地骨皮方

[材料]　地骨皮20克。
[做法]　将地骨皮水煎取汁。
[用法]　温服，每日1次。
[功效]　适用于虚火牙痛。

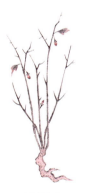

地骨皮

绿豆鸡蛋糖水

[材料]　绿豆100克，鸡蛋1个，冰糖适量。
[做法]　将绿豆放入锅中煮烂，打入鸡蛋，搅拌均匀，加冰糖调味。
[用法]　稍凉后顿服。
[功效]　适用于风火牙痛。

花椒酒

[材料]　花椒10克，50度左右白酒100毫升。
[做法]　将花椒捣碎，放入白酒中浸泡10日以上。
[用法]　用棉球蘸花椒酒塞入龋洞中。
[功效]　适用于龋齿牙痛。

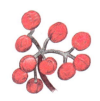

花椒

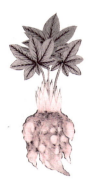

大黄

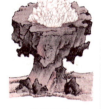

生石膏

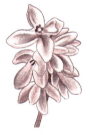

桂花

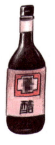

醋

玄明粉方

[材料] 玄明粉30克。

[用法] 将适量玄明粉放于患处，轻轻咬住，缓缓咽下。重复这个过程，直到牙痛停止。

[功效] 适用于胃火牙痛。

止牙痛茶

[材料] 大黄15克，生石膏30克。

[做法] 将洗净的大黄和生石膏放入砂锅中水煎20分钟，去渣取汁。

[用法] 代茶饮用，每日1次。

[功效] 生石膏可除三焦之热、解肌发汗、除烦止渴、清热泻火。本方具有清热泻火的作用，适用于胃火牙痛及牙龈腐烂、出血。

桂花汁

[材料] 桂花适量。

[做法] 收集用桂花蒸馏的液体。

[用法] 将桂花汁炖温后饮用，每次10～20毫升。

[功效] 适用于牙龈肿胀、风火牙痛、口臭。

丝瓜鲜姜饮

[材料] 鲜丝瓜300克，鲜姜60克。

[做法] 将鲜丝瓜洗净、切段，将鲜姜洗净、切片，一同放入水中煮1小时。

[用法] 温服，每日1剂，分2次服用。

[功效] 适用于风火牙痛。

花椒陈醋方

[材料] 花椒50克，陈醋250毫升。

[做法] 将花椒放入陈醋中，用小火煎煮3～5分钟后捞出花椒。

[用法] 用晾凉的花椒醋漱口。

[功效] 适用于牙痛。

🏵 地龙蜂蜜饮

[材料] 地龙20克，蜂蜜50克。

[做法] 将上述材料放入锅中，加1碗水，煎开后捞出地龙。

[用法] 饮用蜂蜜水。

[功效] 适用于牙痛。

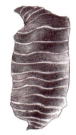

地龙

🏵 杏仁方

[材料] 杏仁15克，盐少许。

[做法] 将杏仁去皮、去尖后放入锅中，加适量水和少许盐，水煎取汁。

[用法] 含漱（不要咽下去），每日3～4次。

[功效] 适用于牙痛。

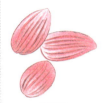

杏仁

🏵 芒果绿茶

[材料] 芒果50克，绿茶5克，白糖25克。

[做法] 将芒果洗净、去皮，将果肉切块，水煎取汁，用芒果汁冲泡绿茶，加入白糖。

[用法] 代茶饮用。

[功效] 可缓解牙龈出血，减轻牙痛。

🏵 荔枝方

[材料] 带壳荔枝10个，盐少许。

[做法] 将带壳荔枝切一个小口，先用盐填满壳内，再用火煨干，研成细末。

[用法] 擦于患处。

[功效] 适用于牙痛。

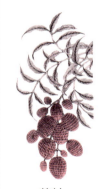

荔枝

🏵 番茄茶

[材料] 番茄100克，绿茶1克。

[做法] 将番茄洗净、捣烂，加入绿茶，用沸水冲泡。

[用法] 饮用时，将茶水含在口中片刻，让茶水与患处更充分地接触，疗效更佳。

[功效] 番茄中含有丰富的维生素C、维生素E，对预防口腔溃疡和缓解牙痛、牙龈出血有一定的作用。

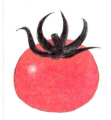

番茄

声音嘶哑

声音嘶哑是指发音不清脆响亮、微弱低沉、粗糙沙哑，失去正常的音质，发不出声音时被称为失声。本病属于中医"喉喑"的范畴。需要讲较多话的人一旦感冒、受凉，就容易患本病，可以在日常生活中通过以下偏方来调理。

牡蛎海藻汤

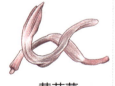

牡蛎

[材料] 牡蛎（先煎）、青果、天花粉各30克，玄参20克，泽泻、海藻、桔梗各10克，甘草5克。

[做法] 将上述材料水煎取汁。

[用法] 每日1剂，分2次服用，10日为1个疗程。

[功效] 养阴润燥。

木蝴蝶黄花菜汤

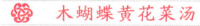

黄花菜

[材料] 木蝴蝶5克，蜂蜜10克，黄花菜30克。

[做法] 将木蝴蝶、黄花菜加250毫升水煎煮20分钟，去渣取汁，加蜂蜜调匀。

[用法] 每日1剂，分3次服用。

[功效] 对声音嘶哑、暂时失声和声带疲劳、水肿有很好的疗效。

马鞭草绿豆蜂蜜饮

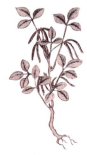

绿豆

[材料] 鲜马鞭草50克，绿豆、蜂蜜各30克。

[做法] 将绿豆、鲜马鞭草洗净，用线将马鞭草扎成两小捆，与绿豆一起放入锅中，加适量水，用小火炖1小时左右；待绿豆酥烂时离火，捞出马鞭草，趁热加入蜂蜜，搅拌均匀。

[用法] 饮汤、食绿豆，每日1剂，分2次服用，连服数日可见效。

[功效] 对声音嘶哑有较好的疗效。

生姜蜂蜜方

[材料] 生姜200克，蜂蜜适量。

[做法] 将生姜切成如粳米粒般大小，加蜂蜜搅拌均匀，以淹没姜粒为度，将生姜蜂蜜倒入有盖的容器中。

[用法] 每日1剂，分3～5次服用。

[功效] 可缓解声音嘶哑、失声，一般服用7日后可见效。

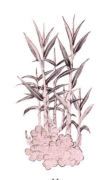

姜

罗汉果茶

[材料] 罗汉果1个。

[做法] 将罗汉果洗净、切碎、泡水。

[用法] 代茶饮用。

[功效] 可保护咽喉。

橄竹梅茶

[材料] 咸橄榄5个，乌梅2个，淡竹叶、绿茶各5克，白糖10克。

[做法] 将上述材料水煎取汁。

[用法] 代茶饮用，每日2次，每次1杯。

[功效] 清咽润喉，适用于久咳、劳累过度所致的失声。

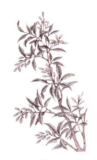

橄榄

麦冬胖大海茶

[材料] 麦冬、胖大海、青果各10克。

[做法] 将上述材料用沸水浸泡10～15分钟。

[用法] 晾温后饮用，不拘次数频频润喉。

[功效] 可保护声带，缓解声音嘶哑。

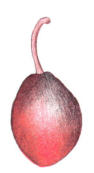

乌梅

黑芝麻蜂蜜饮

[材料] 黑芝麻200克，蜂蜜250克。

[做法] 将黑芝麻研成细末，加蜂蜜搅拌均匀。

[用法] 用温水冲服，分7日服用。

[功效] 适用于久咳咽燥、声音嘶哑。

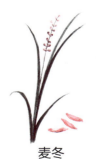

麦冬

斑秃脱发

现代医学认为，斑秃与神经功能紊乱、免疫反应有关。过度的脑力劳动和长期精神忧虑、焦急、悲伤、惊恐容易导致神经功能紊乱，是诱发斑秃的常见病因。

另外，忙碌的上班族日常不注意饮食，常食肥甘厚味，伤胃损脾，头发容易因油腻而脱落，从而导致脱发。以下偏方可帮助上班族远离斑秃脱发的苦恼。

何首乌熟地方

[材料] 何首乌20克，熟地20克，补骨脂、川芎、牛膝、菟丝子、黄芪、木瓜各15克，羌活、防风各12克。

[做法] 将上述材料水煎取汁。

[用法] 每日1剂，分2次服用。

[功效] 益气、补肾、养血、防脱发。

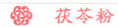

熟地

茯苓粉

[材料] 白茯苓500克，姜适量。

[做法] 将茯苓研成细末（或由药店代为加工），装入瓶中密封保存。

[用法] 用温水送服，每日2次，每次6克。患者应坚持用药，以生出发根为度。同时，患者可将姜切开，用新鲜的切面涂擦头皮，每日3～5次。

[功效] 可刺激毛发生长。

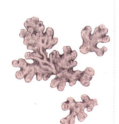

姜

半夏生姜方

[材料] 半夏300克，生姜片适量，麻油1000克。

[做法] 将半夏研成细末，用麻油浸泡半个月。

[用法] 先用生姜片涂擦头皮，再用药油涂擦头皮，每日1次，坚持3个月。

[功效] 可改善脱发。

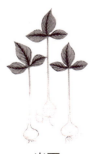

半夏

❀ 侧柏叶花椒方

[材料] 侧柏叶（干品）、花椒、半夏各90克，蜂蜜、生姜汁各适量。

[做法] 将侧柏叶、花椒、半夏放入锅中，加500毫升水，煎至剩250毫升水，放入少许蜂蜜后煎沸1~2次。

[用法] 倒入少许生姜汁，调匀，涂擦头皮，每日2次。

[功效] 对脱发有一定的疗效。

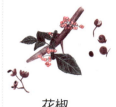

花椒

❀ 生姜枸杞子方

[材料] 生姜、枸杞子各适量。

[做法] 将生姜洗净，和枸杞子一起放入锅中，水煎取汁。

[用法] 将药汁涂抹在头发上，自然晾干，半日后用清水洗净，坚持1个月。

[功效] 可促进生发，坚持使用方可见效。

❀ 生姜生发方

[材料] 生姜适量。

[做法] 将生姜切片。

[用法] 用生姜片擦头皮，每日1~2次，每次20分钟，7日为1个疗程。

[功效] 有一定的生发功效。

[备注] 生姜一定要现切现用，才能达到更好的效果。

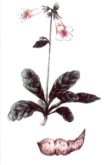

生地

❀ 生地何首乌汁

[材料] 生地、何首乌各30克，黑芝麻梗、鲜柳枝各50克。

[做法] 将上述材料水煎取汁。

[用法] 趁热熏洗头部，洗后用干毛巾裹住头部30分钟。每日3次，5日为1个疗程。

[功效] 可治疗脱发。

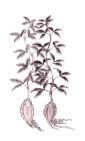

何首乌

耳鸣

生活中，很多工作压力大的上班族常自觉耳内鸣响，或如蝉鸣，或如哨音，或如潮声，或如雷鸣，去医院检查内耳和大脑却没有器质性病变。这种查不出确切病因的耳鸣属于亚健康耳鸣。对于这种困扰，以下偏方可帮助上班族解忧。

❀ 莲子糯米粥

[材料] 莲子30克，糯米100克。

[做法] 将莲子洗净后煮烂，加入糯米，一同熬煮成粥。

[用法] 佐餐服用。

[功效] 益精气、强智力、聪耳目、健脾胃，适用于高血压引起的老年性耳鸣、耳聋。

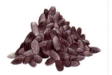

石菖蒲

❀ 石菖蒲甘草汤

[材料] 石菖蒲60克，甘草10克。

[做法] 将上述材料水煎取汁。

[用法] 每日1剂，分2次服用。久病者可同时服用六味地黄丸或汤剂。

[功效] 对耳鸣有一定的疗效。

黑芝麻

❀ 黑芝麻粥

[材料] 黑芝麻15克，粳米50克。

[做法] 将黑芝麻微炒后研成细末，放入锅中，加适量清水，放入粳米煮成粥。

[用法] 佐餐服用。

[功效] 滋补肝肾、养血生津、润肠通便、乌须黑发，适用于中老年人因肝肾亏虚引起的腰膝酸软、头晕耳鸣、须发早白、慢性便秘等症状。

🏵 地黄方

[材料] 地黄1个。

[做法] 将地黄切成小段，塞入耳中。

[用法] 每日更换数次。

[功效] 可改善耳鸣症状。

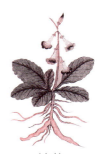

地黄

🏵 菊花粥

[材料] 菊花50克，粳米100克。

[做法] 先将菊花水煎取汁，再将菊花汁与粳米一同煮成粥。

[用法] 早、晚温服。

[功效] 清心除烦、清肝明目、降低血压，对中老年人心烦眩晕、耳鸣耳聋、肝火目赤等有很好的疗效。

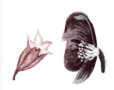

乌头

🏵 生乌头方

[材料] 生乌头1个。

[做法] 将生乌头趁湿削成如枣核般大小，塞入耳中。

[用法] 每日更换数次，3~5日为1个疗程。

[功效] 适用于耳鸣。

[备注] 草乌有剧毒，使用前应咨询医生。

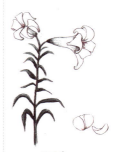

百合

🏵 干百合方

[材料] 干百合适量。

[做法] 将干百合研成细末。

[用法] 用温水送服，每日3次，每次3克（餐后服用）。

[功效] 适用于耳鸣。

🏵 苍术方

[材料] 苍术1个，艾炷5~7壮。

[做法] 先将苍术削成圆锥形，中刺数个小孔，塞入外耳道，然后将艾炷放在苍术上点燃。

[用法] 每日1次或2日1次，10次为1个疗程。

[功效] 适用于神经性耳鸣。

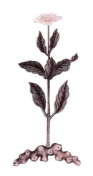

苍术

眼睛干涩

中医认为，燥是无形之邪，体质阴虚、气虚者容易产生虚热，热易伤津。眼睛干涩属于中医"神水将枯"的范畴。有些上班族长期待在不通风的环境中，空气干燥、不流通，导致泪液分泌减少，加上不注意日常饮食，常吃辛辣肥甘之物，容易出现眼睛干涩的症状。要想保护眼睛，上班族可以尝试以下偏方。

❀ 银翘散加减方

[材料] 连翘、荆芥穗、淡豆豉、牛蒡子各9克，金银花、淡竹叶、天花粉各12克，桔梗、甘草各6克，薄荷（后下）3克，石斛16克，芦根30克。
[做法] 将上述材料水煎取汁。
[用法] 每日1剂，分2次服用。
[功效] 辛凉透表、清热解毒，适用于眼睛干涩。

金银花

❀ 凤凰单丛茶

[材料] 凤凰单丛适量。
[做法] 将凤凰单丛放入杯中，用85℃的水冲泡。
[用法] 每日1剂。
[功效] 明目、护肤、瘦身、抗辐射，适用于眼睛干涩、糖尿病、胆固醇升高。

凤凰单丛

❀ 杭白菊龙井茶

[材料] 杭白菊10克，龙井茶3克。
[做法] 用少量热水冲泡上述材料，洗净上述材料并倒掉茶水；用450毫升沸水冲泡上述材料，静置2分钟。
[用法] 代茶频饮。
[功效] 滋养眼睛、明目，可缓解视疲劳。

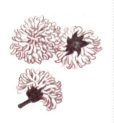

杭白菊

嘴唇干裂

很多上班族经常被嘴唇干裂甚至出血所困扰。中医认为，嘴唇干裂一般有两个原因：一是脾胃实热，经常吃肥甘食物会导致脾胃实热；二是阴虚火旺，当一个人内火太旺时，会出现热盛伤阴，致使虚火上蒸于口，导致嘴唇干裂。以下偏方能使嘴唇滋润、有光泽。

❁ 清火滋阴方

[材料] 黄芩、当归各10克，黄连12克，薄荷、玄参、赤芍各9克，甘草6克，蜂蜜3克。

[做法] 将上述材料水煎取汁。

[用法] 每日1剂，分2次服用。

[功效] 清火滋阴，适用于脾胃实热所致的嘴唇干裂。

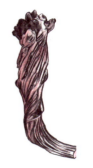

黄芩

❁ 桃仁猪脂膏

[材料] 桃仁、猪脂各适量。

[做法] 将桃仁加水捣成泥，与猪脂和成膏。

[用法] 将药膏涂敷于嘴唇，每日3次，最后一次在睡前涂敷。

[功效] 适用于嘴唇干裂、出血。

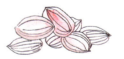

桃仁

❁ 桑葚膏

[材料] 鲜桑葚适量，蜂蜜少许。

[做法] 将适量鲜桑葚捣烂，用小火熬至浓缩为原量的一半，酌加蜂蜜，熬成膏，装入瓶中。

[用法] 将桑葚膏涂在嘴唇上，并用温水送服20毫升，每日2次。

[功效] 滋阴养血、润肤、通气血，可改善嘴唇干裂。

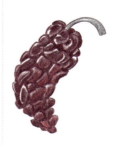

桑葚

皮肤干燥

皮肤油脂分泌过少会导致皮肤变得干燥。这多由气候变化、睡眠不足、过度疲劳、血液循环差、饮食过于清淡所致，治疗时应该注意润泽皮肤、祛燥防皱。上班族除了平时多吃胡萝卜、芝麻、核桃，也可口服维生素A和维生素E，还要避免用碱性肥皂洗脸。以下偏方可为皮肤干燥者带来福音，它们对皮肤有很好的润泽效果。

✿ 淮山蜜

[材料] 淮山100克，蜂蜜适量。

[做法] 将淮山去皮、洗净、切成小丁，调入适量蜂蜜，搅拌均匀。

[用法] 当作零食食用，每日1剂。

[功效] 润肤驻颜，适用于面部皮肤干燥。

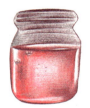

蜂蜜

✿ 杞菊当归龙眼酒

[材料] 龙眼肉250克，枸杞子120克，当归、菊花各30克，白酒3500毫升。

[做法] 将前4种材料放入纱布袋内，置于容器中，倒入白酒，密封，浸泡30日后去渣取汁。

[用法] 每日2次，每次10毫升。

[功效] 养血润肤、滋补肝肾，适用于面部皮肤干燥。

[备注] 身体强壮、阴虚内热者忌服。

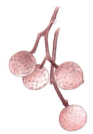

龙眼

✿ 冬桑叶洗方

[材料] 冬桑叶适量。

[做法] 将冬桑叶水煎取浓汁。

[用法] 早晨取适量冬桑叶汁掺入清水中洗脸。

[功效] 可预防面颊皲裂，冬季用本方还可预防面颊冻伤。

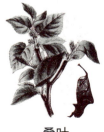

桑叶

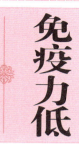

芦笋

免疫力低

免疫力是身体的第一道防线，当外界的细菌、病毒等"入侵者"侵犯我们的身体时，这道防线起着至关重要的作用。如果免疫力低、抵抗力不足，我们就容易生病。上班族应防患于未然，平时可使用以下偏方来提高免疫力。

🌸 芦笋西芹豆浆

[材料] 西芹20克，芦笋25克，黄豆60克，冰糖少许。

[做法] 将黄豆用水浸泡一夜，将芦笋洗净、切碎，将西芹洗净、切成小粒；将上述材料放入榨汁机中，加适量温水榨成汁，去渣取汁，倒入锅中煮开，调入少许冰糖。

[用法] 每日1杯。

[功效] 可提高免疫力。

🌸 紫薯南瓜粥

[材料] 紫薯、南瓜各20克，粳米100克，冰糖适量。

[做法] 将粳米淘洗干净，将南瓜洗净、去皮、去瓤、去子，将紫薯洗净、去皮、切成小粒，将上述材料放入锅中，加适量清水煮开，用小火煮成粥，调入适量冰糖。

[用法] 每日1次。

[功效] 经常服用可增强体力。

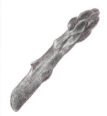

南瓜

🌸 燕麦枸杞子山药粥

[材料] 燕麦15克，枸杞子10克，山药20克，粳米80克。

[做法] 将粳米淘洗干净，将山药洗净、去皮、切成小粒，将上述材料放入锅中，加适量清水煮开，用小火煮成粥。

[用法] 每日1次。

[功效] 清心安神，强筋骨、助五脏，可提高免疫力。

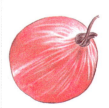

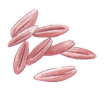

燕麦

消化不良

消化不良为一组消化吸收障碍性疾病的综合表现，多因饮食不节、过饥过饱或进食生冷、油腻、不洁之物，损伤脾胃，使食物不易被消化吸收所致。已经出现消化不良症状的上班族应该规律饮食，远离油腻、刺激性的食物和饮料，同时可以通过以下偏方缓解各种消化不良症状。

陈皮

❀ 陈皮酒

[材料] 陈皮50克，白酒500毫升。

[做法] 将陈皮放入白酒中浸泡7日。

[用法] 每日3次，每次1小杯。

[功效] 对消化不良有一定的疗效。

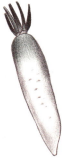

白萝卜

❀ 山楂炭方

[材料] 山楂炭12克。

[做法] 将山楂炭研成细末。

[用法] 冲服，每日2次，每次12克。

[功效] 适用于积食。

❀ 白萝卜泥

[材料] 白萝卜半根。

[做法] 将白萝卜洗净、去皮、切块，加水煮软，捣成泥。

[用法] 直接食用。

[功效] 消食理气。

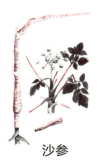

沙参

❀ 山楂决明子茶

[材料] 山楂100克，木香、沙参各50克，决明子20克。

[做法] 将上述材料水煎取汁。

[用法] 代茶饮用，每日1次。

[功效] 对消化不良、厌食症等有调理作用。

炒鸡内金方

[材料] 炒鸡内金30克。
[做法] 将炒鸡内金研成细末。
[用法] 餐前1小时服用，每日2次，每次3克。
[功效] 消食化积。

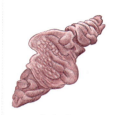

鸡内金

玫瑰花茶

[材料] 玫瑰花瓣10片，白糖少许。
[做法] 用沸水冲泡玫瑰花瓣，加入白糖调味。
[用法] 代茶饮用。
[功效] 理气解郁、疏肝健脾，适用于肝气郁结、两胁疼痛、恶心呕吐、消化不良。

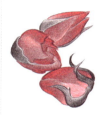

玫瑰花

高粱米粥

[材料] 高粱米50克，白糖少许。
[做法] 将高粱米淘洗干净，加水煮至烂熟，加入少许白糖。
[用法] 代餐适量服用。
[功效] 健脾益中，对消化不良有辅助治疗作用。

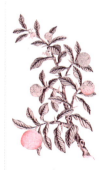

橘

绿茶蜜橘方

[材料] 蜜橘1个，绿茶10克。
[做法] 将蜜橘挖孔，塞入绿茶，晒干后食用。
[用法] 成人每次1个，小儿酌减。
[功效] 理气解郁，适用于肝气不舒所致的消化不良。

萝卜乌梅汤

[材料] 鲜萝卜250克，乌梅2颗，盐适量。
[做法] 将鲜萝卜洗净、切成薄片，与乌梅一同放入锅中，加3碗水，用小火煎煮至剩1碗水，加适量盐调味。
[用法] 饮汤。
[功效] 适用于饮食积滞、进食过饱引起的胸闷、胃灼热、腹胀。

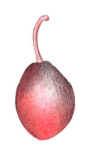

乌梅

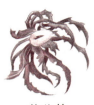

蒲公英

🌸 蒲公英根方

[材料] 蒲公英根适量。

[做法] 将蒲公英根晒干后放入锅中，加水熬至原量的一半。

[用法] 三餐后服用，不间断服用至病愈。

[功效] 健胃、解热、发汗，适用于消化不良。脾胃虚弱者忌用。

🌸 鸡内金陈皮粥

[材料] 鸡内金6克，陈皮3克，砂仁2克，粳米30克，白糖适量。

[做法] 将前3种材料一起研成细末，将粳米淘洗干净后加水煮成粥，将药末放入粥中，加适量白糖调味。

[用法] 每日2次，每次适量。

[功效] 消积导滞、醒脾和胃，适用于消化不良。

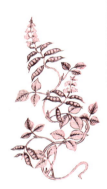

扁豆

🌸 白扁豆花方

[材料] 鲜白扁豆花30克。

[做法] 将鲜白扁豆花水煎取汁。

[用法] 每日1次。

[功效] 适用于消化不良。

🌸 红曲方

[材料] 红曲15克。

[做法] 将红曲水煎取汁。

[用法] 适量饮用。

[功效] 适用于消化不良。

🌸 酱油茶

[材料] 酱油30毫升，茶叶9克。

[做法] 先将茶叶加1杯水煮开，再加酱油煮开。

[用法] 每日3次，每次1剂。

[功效] 适用于消化不良、腹痛泄泻。

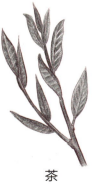

茶

❀ 牛肚黄芪汤

[材料] 牛肚250克，黄芪30克。

[做法] 将上述材料加水煮汤。

[用法] 饮汤、食牛肚。

[功效] 可改善消化不良、脾胃虚弱、气短乏力、食后腹胀。

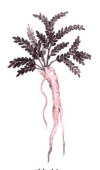

黄芪

❀ 丁香茶

[材料] 丁香末1.5克。

[做法] 用开水冲泡丁香末。

[用法] 代茶饮用。

[功效] 适用于功能性消化不良。

❀ 白萝卜汁

[材料] 白萝卜适量。

[做法] 将白萝卜洗净、切片后水煎取汁。

[用法] 适量饮用。

[功效] 适用于消化不良。

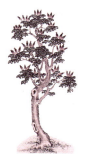

丁香

❀ 大麦面方

[材料] 大麦面适量。

[做法] 将大麦面炒出微香。

[用法] 用温水送服，每日2次，每次1汤匙。

[功效] 适用于消化不良。

❀ 牛肉粥

[材料] 牛肉末50克，粳米100克，生姜10克，香菜适量。

[做法] 将上述材料按常规的方法加水煮成粥。

[用法] 每日1次。

[功效] 可预防和改善消化不良、风寒头痛。

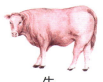

牛

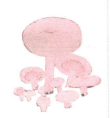

蘑菇

蘑菇红枣汤

[材料] 鲜蘑菇500克，红枣10颗。

[做法] 将鲜蘑菇洗净、撕成小块，将红枣洗净、去核，将二者一同放入锅中煮40分钟。

[用法] 每日1剂，分2次服用，早、晚空腹服用。

[功效] 对消化不良有较好的疗效。

白萝卜汤

[材料] 白萝卜1根，盐少许。

[做法] 将白萝卜洗净、切成小片，加水熬煮，煮大约10分钟（可加少许盐调味，不宜加油或味精）。

[用法] 饮汤、食白萝卜。为了提高疗效，可以将白萝卜捣成泥后挤汁饮用，或者用榨汁机榨成汁后饮用。

[功效] 对消化不良有辅助治疗作用。

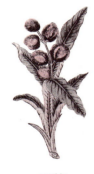

豆蔻

白豆蔻牛奶饮

[材料] 白豆蔻10克，牛奶250毫升，白糖20克。

[做法] 将白豆蔻去壳、研成细末，用中火煮沸牛奶，加入白豆蔻末，用小火煮5分钟后关火，加入白糖，搅拌均匀。

[用法] 餐前饮用，每日1次。

[功效] 适量饮用可滋补气血、消食行气。

肉豆蔻粥

[材料] 肉豆蔻5克，姜2片，粳米50克。

[做法] 将肉豆蔻捣碎、研成细末，将粳米淘洗干净后加水煮成粥，煮沸后加入肉豆蔻末和姜片。

[用法] 早、晚温服，3～5日为1个疗程。

[功效] 开胃消食、温中下气，适用于宿食不消、呕吐泄泻、脘腹隐痛。

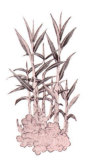

姜

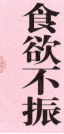

食欲不振

　　食欲不振是指进食的欲望降低，完全不思饮食被称为厌食。食欲不振多由情绪紧张、过度疲劳、饥饱不均、消化系统疾病引起。如果在很长一段时间内食欲不振，就要注意调养了，否则身体会受到很大的伤害。上班族压力较大，很容易食欲不振，以下偏方可以改善食欲不振症状。

🌸 陈皮粥

[材料] 陈皮10克，粳米100克。

[做法] 将陈皮水煎取汁，将粳米淘洗干净后放入锅中，倒入陈皮汁和适量的水，用大火煮沸后改用小火煮成粥。

[用法] 佐餐服用。

[功效] 顺气健胃、化痰止咳，适用于食欲不振、脾胃气滞、消化不良、心烦气躁，可增进食欲。

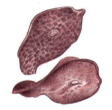

陈皮

🌸 葡萄蜂蜜酱

[材料] 鲜葡萄汁400毫升，蜂蜜80克。

[做法] 将鲜葡萄汁倒入锅中，用小火熬煮至黏稠时加入蜂蜜。

[用法] 每日1剂，分2次服用，早、晚各服用1次。

[功效] 可改善食欲不振症状。

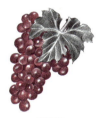

葡萄

🌸 水蜜桃柠檬汁

[材料] 水蜜桃200克，柠檬25克，白糖适量。

[做法] 将水蜜桃洗净、去皮、去核、切块，将柠檬榨成汁，将水蜜桃块放入榨汁机中，加凉白开榨成汁，倒入柠檬汁，搅拌均匀后加白糖。

[用法] 适量饮用。

[功效] 生津止渴，可改善食欲不振症状。

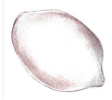

柠檬

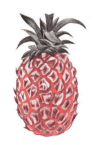

菠萝

🌸 葡萄菠萝方

[材料] 菠萝60克，葡萄25克，蜂蜜适量。

[做法] 将菠萝洗净、去皮、切成块，将葡萄洗净、去皮、去籽，将二者一起放入杯中，用沸水冲泡5分钟，晾温后调入蜂蜜，搅拌均匀。

[用法] 适量饮用。

[功效] 增进食欲、舒缓疲劳。

🌸 柠檬冰糖汁

[材料] 柠檬1个，冰糖适量。

[做法] 将柠檬洗净、切开后放入锅中，加水煮开后去渣取汁，加冰糖。

[用法] 适量饮用。

[功效] 可改善心烦、食欲不振症状。

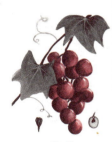

葡萄

🌸 青梅酒

[材料] 青梅30克，黄酒100毫升。

[做法] 将上述材料放入瓷杯中，置于蒸锅内蒸制，去渣取汁。

[用法] 温服，每日1次，每次10～30毫升。

[功效] 适用于食欲不振。

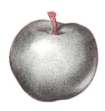

苹果

🌸 苹果皮茶

[材料] 绿茶2克，苹果皮45克，蜂蜜适量。

[做法] 将苹果皮放入锅中，加清水熬煮5分钟；用热水冲泡绿茶，将苹果皮汁倒入茶水中，加入蜂蜜调匀。

[用法] 适量饮用。

[功效] 健脾补气、生津止渴。

🌸 麦芽鸡胗汤

[材料] 麦芽15克，鸡胗1个，盐适量。

[做法] 将鸡胗洗净（保留鸡内金）、切成条，与麦芽一同放入锅中，加水煮汤，煮熟后加盐调味。

[用法] 适量饮用。

[功效] 健脾益胃、和中化积，可改善食欲不振症状。

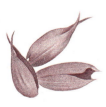

麦芽

🌸 枇杷酒

[材料] 枇杷500克，白酒1000毫升，白糖、蜂蜜各适量。

[做法] 将枇杷洗净、晾干后放入容器中，加入白糖、白酒、蜂蜜，搅拌均匀，密封1个月。

[用法] 每日1次，每次1小杯。

[功效] 生津止渴，可改善食欲不振症状。

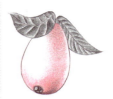

枇杷

🌸 黄连汤

[材料] 黄连、栀子各9克，黄芩、黄柏各6克。

[做法] 将上述材料用纱布包好，放入锅中，加6000毫升水，煮至剩2000毫升水。

[用法] 适量服用，不可久服。

[功效] 可促进肠胃蠕动和消化、增进食欲。

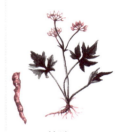

黄连

🌸 茯苓粥

[材料] 茯苓30克，粳米60克，红糖适量。

[做法] 将茯苓研成细末，将粳米淘洗干净后放入锅中，加清水煮成粥，待粥煮至黏稠时放入茯苓末，搅拌均匀，稍煮片刻后加红糖调味。

[用法] 空腹温服，早、晚各服1次。

[功效] 健脾益胃、利水渗湿、宁心安神，适用于食欲不振。

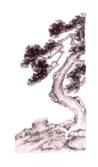

茯苓

🌸 菊楂陈皮茶

[材料] 山楂10克，白菊花、陈皮各5克。

[做法] 将上述材料洗净后放入杯中，用沸水冲泡，加盖闷泡5分钟左右。

[用法] 代茶频饮。

[功效] 健脾燥湿、清热去火、理气宽心、健胃消食、增进食欲，适合气虚、阴虚者。

山楂

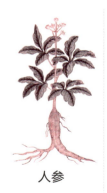

人参

人参粥

[材料] 人参3克，粳米100克，冰糖适量。

[做法] 将人参切片或研成细末，与粳米加水煮成粥，待粥煮熟时加入冰糖，搅拌均匀。

[用法] 每日1次。

[功效] 补元气、益脾肺、生津安神，适用于久病气虚所致的神疲乏力。

西洋参粥

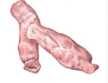

西洋参

[材料] 西洋参片5克，粳米150克，白糖适量。

[做法] 将西洋参片放入锅中，加适量水煎煮20分钟；将粳米淘洗干净，放入另一个锅中，加水用大火煮沸，倒入西洋参水，用小火煮成粥，加入白糖调匀。

[用法] 晚餐后服用。

[功效] 健脾益胃、生津止渴、补虚损，适用于食欲不振。

橘子蜂蜜糊

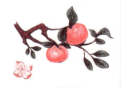

橘子

[材料] 橘子250克，蜂蜜适量。

[做法] 将橘子洗净、去皮、去籽，将果肉放入大碗中捣烂，加入蜂蜜，搅拌均匀。

[用法] 餐后服用。

[功效] 开胃，可改善食欲不振症状。

莲子红枣银耳粥

[材料] 米饭1碗，银耳25克，红枣5颗，莲子、枸杞子、冰糖各适量。

[做法] 将银耳用温水泡发至变软，并择洗干净；将红枣洗净、泡软、去核；将莲子、枸杞子分别洗净、泡软；将米饭放入开水锅中，搅拌均匀，放入银耳、红枣、莲子、枸杞子，煮至黏稠时加入冰糖，待冰糖溶化。

[用法] 每日1次。

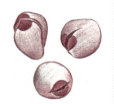

莲子

[功效] 开胃健脾、滋阴润燥。

中医认为，足跟痛多与肝肾阴虚、痰湿、血瘀有关。如果肝肾亏虚、筋骨失养，复感风寒湿邪或慢性劳损，就容易导致经络瘀滞，气血运行受阻，使筋骨失养而发病。爱穿高跟鞋的女性上班族和久站的上班族容易有足跟痛的问题。以下偏方可以达到缓解足跟痛的效果。

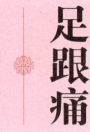

足跟痛

鲜苍耳叶汁

[材料] 鲜苍耳叶适量。

[做法] 将鲜苍耳叶洗净、捣烂、取汁。

[用法] 将鲜苍耳叶汁敷于患处，先用塑料薄膜覆盖，再用胶布固定，干燥后换药，不拘次数。

[功效] 适用于足跟痛。

[备注] 本方适合在晚上睡觉时使用。

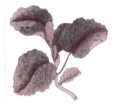

苍耳叶

鸡黑汤

[材料] 鸡肉、黑豆各60克，制川乌1.5克，红枣8克。

[做法] 将上述材料洗净后一同放入瓦锅中，加适量清水，用小火煮6小时。

[用法] 随时饮用。

[功效] 适用于足部寒湿痹痛。

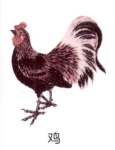

鸡

仙人掌方

[材料] 仙人掌适量。

[用法] 先将仙人掌两面的毛刺刮去，然后将仙人掌剖成两半，将剖面敷于患处，用胶布固定，敷12小时后换另外半片。

[功效] 适用于足跟痛。

[备注] 使用本方期间宜穿软底鞋，并适量活动。

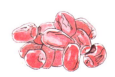

红枣

熟地

滋阴活血汤

[材料] 熟地、鸡血藤各30克，肉苁蓉20克，牛膝、白芍、黄芪各15克，杜仲、当归各12克，淫羊藿、红花、干姜各9克，木香3克。

[做法] 将上述材料水煎取汁。

[用法] 每日1剂，分2次服用。

[功效] 滋阴补肾、活血祛痛，对足跟痛有一定的疗效。

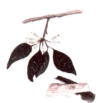

杜仲

枸杞子二羊汤

[材料] 羊肉（切块）90克，淫羊藿9克，枸杞子15克。

[做法] 将上述材料洗净后一起放入瓦锅中，加适量清水，用小火煮2小时，煮至羊肉烂熟。

[用法] 佐餐服用。

[功效] 可缓解足跟痛。

川芎贴

[材料] 川芎45克。

[做法] 将川芎研成细末，分成3份，装入布袋内并缝好袋口。

[用法] 将药袋放入鞋里，与患处直接接触，每次用1袋，3袋交替使用，换下的药袋晒干后可继续使用。

[功效] 适用于足跟痛。

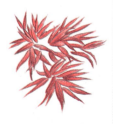

红花

灵桃熏洗方

[材料] 威灵仙、生桃仁、三棱、莪术、羌活、独活、五加皮、秦艽、茜草、牛膝、透骨草、凌霄花各30克，川芎、血竭各10克，细辛15克，生草乌、生川乌各3克（先煎、久煎）。

[做法] 将上述材料水煎取汁。

[用法] 将患足置于药汁上，熏至足部出汗，待药汁不烫时浸入患足。每日1次，每次20分钟，睡前进行，15次为1个疗程。

[功效] 适用于血瘀型足跟痛。

[备注] 足跟热痛者加黄柏、大黄、玄明粉各15克，足跟冷痛者加马钱子、白芥子各15克。

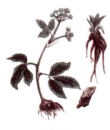

独活

手脚冰凉

中医认为，手脚冰凉大多属于气血方面的毛病，是由气虚、血虚造成的血液运行不畅、血液量不足导致的，处于温暖的环境后可以得到缓解。另外，当人感到疲劳的时候，也容易手脚冰凉。上班族（尤其是女性）压力大，加上长时间待在有空调的环境中，容易出现手脚冰凉的情况。上班族一定要保证充足的休息，注意保暖，平时可用补气养血的偏方调理身体。

老姜足浴方

[材料] 老姜200克，水2000毫升，姜精油8滴。

[做法] 将老姜切成片后放入不锈钢锅中，加水煮至沸腾后关火，加盖闷泡10分钟，捞出老姜片后滴入姜精油，倒入泡脚盆中。

[用法] 睡前将双脚放入泡脚盆中浸泡15分钟。

[功效] 可促进足部血液循环，温暖足部及全身。

[备注] 孕期和经期禁用本方。

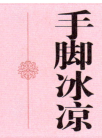

姜

八珍汤

[材料] 熟地、川芎、人参、当归、白术、白芍、茯苓、蜜甘草各9克，红枣5颗，生姜3片。

[做法] 将上述材料放入砂锅中，加水煎煮30分钟左右，去渣取汁。

[用法] 每日1剂，分2次服用，早、晚餐后30分钟温服。

[功效] 补气养血、调理气血、暖身。

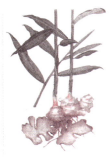

人参

枸杞子茶

[材料] 枸杞子30克。

[做法] 将枸杞子放入保温杯中，用沸水冲泡。

[用法] 代茶饮用，每日1剂，连服2~4个月。

[功效] 滋补肝肾、调理气血。

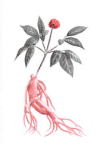

枸杞子

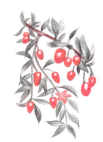

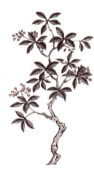

吴茱萸

 红枣粥

[材料] 红枣10～15颗，粳米100克。

[做法] 将上述材料按常规的方法加水煮成粥。

[用法] 每日1次。

[功效] 补气血、健脾胃，对胃虚食少、脾虚便溏、气血不足，以及血小板减少、贫血、慢性肝炎、营养不良有较好的疗效。

 吴茱萸茶

[材料] 吴茱萸、甘草各5克，红茶适量。

[做法] 将前2种材料放入锅中，加适量清水，用小火煎沸20分钟，将红茶放入杯中，用煎沸的药汁冲泡红茶，或者用纱布将前2种材料包起来，放入锅中加水煎煮，30分钟后滤出药汁，趁热冲泡红茶。

[用法] 代茶温饮，每日1～2剂，药渣可续煎两次。

[功效] 暖身驱寒。

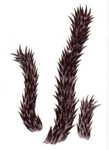

肉苁蓉

肉苁蓉酒

[材料] 肉苁蓉100克，白酒1000毫升，冰糖50克。

[做法] 将前2种材料一同放入酒瓶中，加入冰糖，浸泡半年左右。

[用法] 每日1次，每次20毫升。

[功效] 适合体质虚弱者。

当归四逆汤

[材料] 当归12克，桂枝、芍药各9克，细辛3克，蜜甘草、通草各6克，红枣8颗。

[做法] 将上述材料水煎取汁。

[用法] 每日1剂，分2次服用。

[功效] 适用于冻疮引起的手脚冰凉。

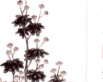

桂枝

腰背痛

　　腰背痛是指脊椎及关节、软组织受损造成的酸痛感。坐姿不当、肝肾亏虚等可能引起腰背痛。上班族工作压力大，缺少调理，身体容易疲劳，加之每日长时间坐在电脑前，久而久之，就会产生腰背痛的感觉，这种不适感往往会给工作和生活带来不便。以下偏方可以帮助上班族缓解腰背痛。

🌸 生地炖鸭蛋

[材料]　生地20克，鸭蛋1～2个，冰糖适量。

[做法]　将前2种材料加适量水后放入碗中，将碗放入有水的锅中，隔水炖之，待鸭蛋熟后去壳，将鸭蛋放回碗中炖20分钟，加冰糖调味。

[用法]　饮汁、食鸭蛋，每日1次或每周2～3次。

[功效]　滋阴清热、生津止渴，适用于熬夜引起的腰背痛、四肢乏力。

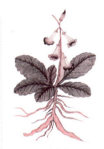

生地

🌸 昆布猪骨汤

[材料]　昆布100克，猪骨300克。

[做法]　将上述材料洗净，加适量水后放入锅中，先用大火煮沸，再用小火熬熟，调味食用。

[用法]　每日1次。

[功效]　可预防骨质疏松引起的腰背痛。

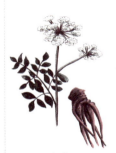

当归

🌸 活络止痛汤

[材料]　当归、白芍、黄芩、葛根各9克，桂枝、柴胡各6克，天花粉12克，黄芪、生牡蛎（先煎）各15克。

[做法]　将上述材料水煎取汁。

[用法]　每日1剂，分2次服用。

[功效]　适用于肩关节周围炎（简称肩周炎）引起的肩背疼痛。

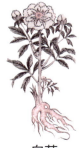

白芍

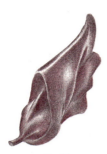

海带

❀ 海带香菇腔骨汤

[材料] 腔骨500克，水发海带150克，香菇3朵，红枣10颗，枸杞子、姜片、盐各适量，料酒1汤匙，醋少许。

[做法] 将腔骨洗净、切块，放入开水中烫一下后捞出；将水发海带浸泡洗净、切段；将香菇泡软、洗净、去蒂、切片；将红枣泡发、洗净；向锅中倒入适量清水，将上述材料和料酒、醋、姜片一起放入锅中，炖煮至熟，起锅前放入枸杞子、盐，继续煮5分钟。

[用法] 佐餐服用。

[功效] 强筋壮骨、补血行气，适用于骨质疏松。

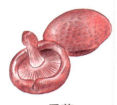

香菇

❀ 粗盐热敷方

[材料] 粗盐、粗沙各适量。

[做法] 将上述材料一同炒热后装入布袋内，趁热敷于患处。

[用法] 早、晚各敷1次，每次30分钟。

[功效] 可缓解腰背痛。

[备注] 注意不要烫伤皮肤。

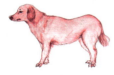

狗

❀ 狗肉红薯汤

[材料] 狗肉500克，红薯250克。

[做法] 将红薯洗净、切块，与狗肉一同煮2～3小时，调味食用。

[用法] 佐餐服用。

[功效] 温补肾阳，适用于腰背痛。

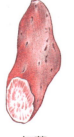

红薯

❀ 桃金娘根方

[材料] 桃金娘根15～30克。

[做法] 将桃金娘根水煎取汁。

[用法] 每日1次。

[功效] 适用于腰肌劳损引起的腰背痛。

❀ 焦烤柚子种子

[材料] 柚子3个。

[做法] 将柚子剥开后取出种子，将种子放在铺着铝箔纸的平底锅中烤制，待种子变色后关火，将其捣碎。

[用法] 冲服，每日1次（可以一次性多烤制一些，密封保存，保存时间不宜超过1个月）。

[功效] 可缓解疼痛，抑制各种原因引起的炎症，对腰背痛有一定的疗效。

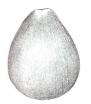

柚子

❀ 鲜肉苁蓉方

[材料] 鲜肉苁蓉150克，山药50克，羊肉100克。

[做法] 将鲜肉苁蓉去鳞叶后用酒洗净，与山药、羊肉一起加适量清水煮熟。

[用法] 每日1次。

[功效] 可缓解肾阳虚、精血少引起的腰痛。

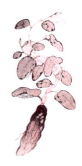

山药

❀ 白术煮薏苡仁

[材料] 白术45克，薏苡仁60克。

[做法] 将薏苡仁洗净，与白术一同水煎取汁。

[用法] 每日1次。

[功效] 可缓解腰痛。

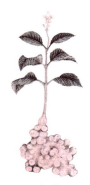

白术

🌿 专家小课堂

　　腰背痛患者应避免食用过多生冷寒湿的食物，即使在夏季，也不宜喝太多冷饮或一次性食用太多性寒凉的水果（如西瓜）。此外，腰背痛患者还应少吃富含脂肪的食物，以避免肥胖。肥胖不仅会给脊椎带来较大的负荷，还会使腹肌松弛而无法对脊椎起到支撑作用，甚至会使脊椎发生变形，从而给健康带来较大的危害。

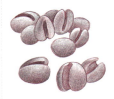

薏苡仁

水肿

水肿是指体内水液潴留，泛滥肌肤，以头面、眼睑、四肢、腹背甚至全身浮肿为特征的一类病证。上班族常因久坐而出现下肢水肿，可以通过正确使用以下偏方来调理。

冬瓜皮乌龙茶

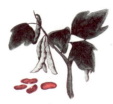
红豆

[材料] 冬瓜皮25克，山楂肉20克，乌龙茶5克。
[做法] 将前2种材料放入砂锅中，加适量水煎煮20分钟左右，去渣取汁；将乌龙茶放入茶壶中，用冬瓜皮山楂汁冲泡，加盖闷泡10分钟。
[用法] 每日1剂，分3次服用。
[功效] 抗衰老、防病保健，适合痰多久咳、体虚浮肿的上班族。

红豆玉米须饮

玉米须

[材料] 红豆30克，玉米须12克。
[做法] 将上述材料水煎取汁。
[用法] 每日1剂，分2次服用。
[功效] 适用于水肿。

薏苡仁绿豆甜茶

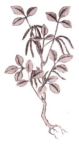
绿豆

[材料] 绿豆150克，薏苡仁60克，冰糖适量。
[做法] 将前2种材料分别洗净，放入盛有适量水的锅中，先用大火煮沸，再用小火慢煮，煮至上述材料熟软后关火，加入适量冰糖，晾至温度适宜。
[用法] 代茶频饮。
[功效] 清热解毒、去水肿。

薏苡仁炖鲈鱼

[材料] 鲈鱼200克，薏苡仁30克。

[做法] 将上述材料煮熟。

[用法] 佐餐服用。

[功效] 可改善脾虚水肿。

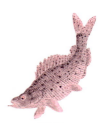

鲈鱼

芸豆粥

[材料] 芸豆、粳米各50克。

[做法] 将上述材料加水煮成粥。

[用法] 每日1次。

[功效] 健脾利湿，适用于脾虚水肿、小便不利、肥胖。

双豆红糖饮

[材料] 蚕豆、扁豆各60克，红糖适量。

[做法] 将前2种材料加水煮汤，加红糖调味。

[用法] 每日1次。

[功效] 适用于脾虚水肿。

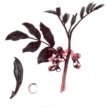

蚕豆

炒薏苡仁茶

[材料] 炒薏苡仁适量，荷叶、山楂各2克。

[做法] 将上述材料放入杯中，用沸水冲泡10分钟左右，去渣取汁。

[用法] 代茶温饮，每日1次。

[功效] 清热利湿、去水肿，适合肥胖者。

冬瓜皮饮

[材料] 鲜冬瓜皮90克。

[做法] 将鲜冬瓜皮加适量水煎汤。

[用法] 每日1次，可长期饮用。

[功效] 利尿消肿，适用于水肿胀满、小便不利。

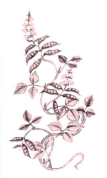

扁豆

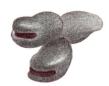

蚕豆

蚕豆冬瓜汤

[材料] 冬瓜80克，蚕豆60克。

[做法] 将上述材料放入锅中，加3大碗水，用小火煎至剩1碗水，去渣取汁。

[用法] 每日1次。

[功效] 适用于肾性水肿、心源性水肿。

蝼蛄方

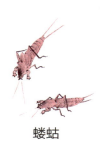

蝼蛄

[材料] 蝼蛄7个，香油适量。

[做法] 先用香油炸蝼蛄，再将其研成细末。

[用法] 用温水冲服。

[功效] 适用于水肿。

西瓜皮白茅根茶

[材料] 西瓜皮60克，干白茅根30克（鲜品90克）。

[做法] 将西瓜皮捣烂，将干白茅根研成细末，放入茶壶中，用沸水冲泡。

[用法] 代茶饮用，每日1次。

[功效] 清热利尿，适合肾炎、水肿患者。

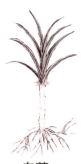

白茅

甘遂末方

[材料] 甘遂末10克。

[用法] 将甘遂末填满肚脐，覆盖纱布并固定（可内服甘草汤），每日1次。

[功效] 适用于水肿。

鹌鹑方

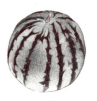

西瓜

[材料] 鹌鹑2只，酒适量。

[做法] 将鹌鹑洗净，加适量酒、水炖熟。

[用法] 每日1次，7日为1个疗程。

[功效] 适用于慢性肾炎并发的水肿。

🏵 鲤鱼红豆汤

[材料] 鲤鱼1条，红豆150克。

[做法] 将鲤鱼去鳞、去内脏、洗净，将红豆洗净，将二者加适量水，用小火煲汤。

[用法] 饮汤、食材料，如果一次吃不完，可以在1日内分3～4次吃完。

[功效] 利尿、消肿、安胎。

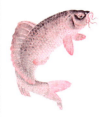

鲤鱼

🏵 半边莲方

[材料] 鲜半边莲100克，红糖少许。

[做法] 将鲜半边莲水煎取汁，加少许红糖，搅拌均匀。

[用法] 每日1剂，分2次服用。

[功效] 可改善水肿。

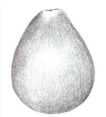

柚子

🏵 高维生素果汁

[材料] 橘子、柚子各1个，橙子2个，柠檬半个，蜂蜜1茶匙，冰块少许。

[做法] 将橘子、橙子、柠檬洗净、去皮、去籽、切块，分别放入榨汁机中榨成汁；将柚子洗净、去皮、切成小瓣；将冰块放入玻璃杯中，倒入所有果汁并调入蜂蜜，搅拌均匀，放入柚子瓣。

[用法] 每日1次。

[功效] 可改善水肿。

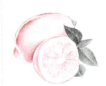

柠檬

🏵 白扁豆方

[材料] 白扁豆150克，灯心草适量。

[做法] 将白扁豆炒黄后研成细末。

[用法] 将灯心草水煎取汁，餐前送服白扁豆末，每日3次，每次9克，连服3～5日。

[功效] 适用于脾虚水肿。

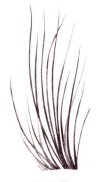

灯心草

『空调病』

"空调病"是指长时间待在有空调的环境中，导致身体不适或机能衰退的疾病。"空调病"是由空气干燥、室内外温差大等造成的疾病，主要表现为全身乏力、头痛、腰痛甚至口歪眼斜等症状。上班族可通过以下偏方来预防和缓解"空调病"。

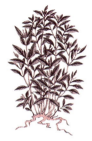

香菜

香菜生姜汤

[材料] 香菜、生姜各10克。

[做法] 将香菜洗净、切段，将生姜洗净、切片后放入锅中，加水煮沸，放入香菜段。

[用法] 趁热饮用。

[功效] 对暑湿型"空调病"有很好的缓解作用。

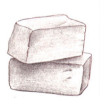

豆腐

葱豉豆腐汤

[材料] 豆腐250克，淡豆豉12克，葱白段15克，盐少许。

[做法] 将豆腐洗净、切成小块，向锅中加入适量清水，放入豆腐块和淡豆豉，煮开10分钟后关火，放入葱白段，起锅，调入少许盐。

[用法] 趁热佐餐服用。

[功效] 对风寒型"空调病"有很好的缓解作用。

薄荷茶

[材料] 鲜薄荷10克，冰糖适量。

[做法] 将鲜薄荷洗净后放入杯中，用开水冲泡，调入适量冰糖。

[用法] 代茶温饮，每日1剂。

[功效] 对吹空调引起的呼吸道症状有很好的缓解作用。

[备注] 不可冰镇后饮用。

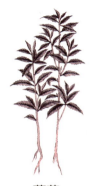

薄荷

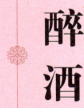

醉酒

人在醉酒的时候往往头痛难耐，严重者次日会出现头晕目眩、肠胃不适等症状，在工作场合难以恢复到正常的生理状态。对于上班族来说，即使避免不了工作上的应酬，也应尽量少喝酒。如果酒喝多了，那么上班族可以用以下偏方解酒，尽量把酒对身体的损害降到最低。

醋腌大白菜

[材料] 大白菜、醋、白糖各适量。
[做法] 将大白菜洗净后切成长条，用醋腌几分钟，加白糖炒熟。
[用法] 佐餐服用。
[功效] 解酒。

葛花茶

[材料] 葛花10克。
[做法] 将葛花洗净后用沸水冲泡。
[用法] 代茶饮用。
[功效] 解酒。

芹菜汁

[材料] 芹菜适量。
[做法] 将芹菜洗净、切段后榨成汁。
[用法] 代茶饮用。
[功效] 醒酒，可缓解醉酒后的头昏脑涨等症状。

金橘干绿茶

[材料] 金橘干、绿茶、冰糖各适量。
[做法] 用沸水冲泡前2种材料，加入冰糖调味。
[用法] 代茶饮用。
[功效] 醒酒、解酒，可清除体内的酒精与酒气。

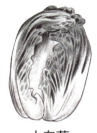

大白菜

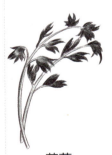

芹菜

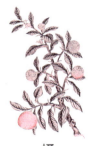

橘

41

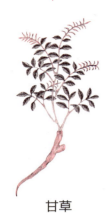

甘草

甘草黑豆茶

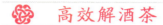

[材料] 甘草15克，黑豆30克，绿茶5克。

[做法] 将黑豆浸泡30分钟，与甘草、绿茶一起放入砂锅中，加水煎煮20分钟左右，去渣取汁。

[用法] 代茶饮用，每日1剂。

[功效] 醒酒、解酒、养肝、护肝，适合醉酒、脾胃受损者。

高效解酒茶

[材料] 绿茶50克，菊花20克，葛花、山楂、藿香各10克。

[做法] 将上述材料研成细末，装入袋内（每袋1.5克），每次用沸水冲泡1袋，或者将葛花、山楂、藿香放入锅中加水煎煮20～30分钟，去渣取汁，用药汁冲泡绿茶和菊花。

[用法] 酒后饮用1剂。

[功效] 解酒、益肝。

藿香

龙胆橄榄茶

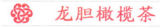

[材料] 龙胆10克，橄榄5个，冰糖适量。

[做法] 将橄榄洗净、切片，与龙胆一起放入砂锅中，加适量水煎煮20分钟左右，去渣取汁。

[用法] 代茶频饮，可加入适量冰糖调味。

[功效] 泻肝胆火、解酒。

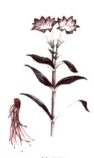

龙胆

益肝解毒汁

[材料] 红豆50克，花生仁25克，红枣15克，红糖适量。

[做法] 将红豆、花生仁洗净；将红枣洗净，用温水浸泡10分钟左右；向锅中加适量水，放入红豆、花生仁，用小火煮至熟软，加入红枣、红糖，继续煮30分钟左右。

[用法] 饮汁、食材料。

[功效] 解毒、养血。

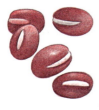

红豆

中暑

中暑是指在高温和热辐射的长时间作用下，机体体温调节发生障碍，出现水、电解质代谢紊乱及神经系统功能损害等症状的疾病。中暑多发生在炎热的夏季，室外工作者一定要注意预防中暑，以免发生意外。以下偏方可有效缓解中暑带来的不适。

白菊花茶

[材料] 白菊花6克，绿茶适量。
[做法] 用开水冲泡上述材料。
[用法] 代茶饮用，每日1~2剂。
[功效] 消暑解渴，适用于中暑发热、口渴、烦躁。

西瓜汁

[材料] 西瓜1000克。
[做法] 将西瓜去皮、去子后捣成汁。
[用法] 每日2次，每次1剂。
[功效] 清热解毒、除烦止呕、通便、预防中暑。

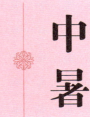

西瓜

麦冬蜂蜜饮

[材料] 麦冬5克，蜂蜜20克。
[做法] 将麦冬研成细末，加入蜂蜜，搅拌均匀。
[用法] 口服。
[功效] 适用于中暑。

扁豆叶汁

[材料] 扁豆叶1把。
[做法] 将扁豆叶洗净、加水后捣成汁，取汁1杯。
[用法] 口服。
[功效] 可缓解中暑症状。

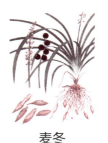

麦冬

西洋参茶

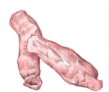

西洋参

[材料] 西洋参1克。

[做法] 将西洋参切片后用开水冲泡。

[用法] 代茶饮用。

[功效] 可改善阴虚烦渴，减轻中暑症状。

绿豆丝瓜花汤

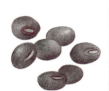

绿豆

[材料] 绿豆60克，丝瓜花8朵。

[做法] 将绿豆加清水熬成1碗汤，待绿豆即将烂熟时放入丝瓜花，继续熬片刻。

[用法] 晾温后顿服。

[功效] 清热解毒，适用于轻度中暑。

甘蔗茶

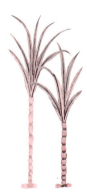

甘蔗

[材料] 甘蔗120克。

[做法] 将甘蔗洗净、切片后水煎取汁。

[用法] 代茶饮用。

[功效] 清热解毒、生津止渴。

柠檬散

[材料] 鲜柠檬肉、白糖各适量。

[做法] 将鲜柠檬肉切碎，用洁净的纱布绞汁，按照先大火、后小火的顺序熬柠檬汁，熬成膏后关火，冷却后加白糖，搅拌均匀，将柠檬膏晒干、压碎后装入瓶中。

[用法] 用沸水冲服，每日2次，每次10克。

[功效] 适用于热盛伤津型口渴、中暑呕恶。

白萝卜汤

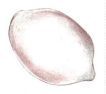

柠檬

[材料] 白萝卜适量。

[做法] 将白萝卜洗净、切片后加适量水煮汤。

[用法] 佐餐服用。

[功效] 消暑解渴、预防中暑。

心悸是指患者自觉心脏跳动的不适感或心慌感，发病时心跳加速、加强，频率异常，而且伴有心前区的不适感。情绪不稳定、过度疲劳等可能引发心悸。在压力较大的情况下，不稳定的情绪和身体的不适容易使上班族出现心悸的症状。以下偏方可有效缓解心悸的症状。

心悸

桑葚龙眼汤

[材料] 鲜桑葚100克，龙眼肉50克。

[做法] 将上述材料洗净后一起捣烂，倒入凉白开，调匀、绞汁。

[用法] 每日1剂，分2次服用。

[功效] 滋阴养血、补心安神，适用于甲状腺功能亢进症引起的心悸、性情急躁。

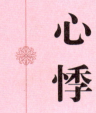
龙眼

莲子百合粥

[材料] 莲子、百合、粳米各30克。

[做法] 将上述材料加水煮成粥。

[用法] 早、晚各服1次。

[功效] 适用于女性绝经前后伴有的心悸不寐、怔忡健忘、肢体乏力、皮肤粗糙。

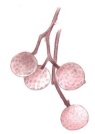
百合

党参粥

[材料] 党参10克，粳米100克，白糖适量。

[做法] 将党参水煎取汁，和粳米一起煮成粥，待粥熟时调入白糖，煮沸1~2次。

[用法] 早、晚各服1次。

[功效] 补益脾肺、安神定志，适用于心悸怔忡、脾肺亏虚、失眠多梦。

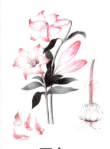

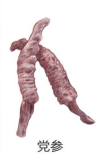
党参

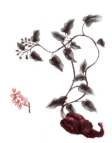

何首乌

制何首乌方

[材料] 制何首乌50克。

[做法] 将制何首乌水煎取汁。

[用法] 口服。

[功效] 适用于心悸、阴虚便秘、大便干燥、形体消瘦、面色淡白无华、头晕。

五味子酒

[材料] 五味子200克，白酒400毫升。

[做法] 将五味子择洗干净后放入白酒中浸泡，每3日搅拌1次，浸泡15日。

[用法] 佐餐服用。

[功效] 生津安神，适用于神经症所致的心悸。

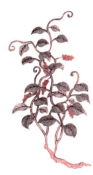

五味子

炒酸枣仁汁

[材料] 炒酸枣仁10克。

[做法] 将炒酸枣仁捣碎后水煎取汁。

[用法] 睡前顿服。

[功效] 适用于心脾两虚所致的心悸、失眠。

黄精粥

[材料] 黄精50克，粳米100克。

[做法] 将黄精切碎，与粳米一同放入锅中，加适量清水，用大火煮沸后改用小火煮至粥熟。

[用法] 当作早餐食用，10日为1个疗程。

[功效] 适用于风湿性心脏病、心悸怔忡、气短乏力。

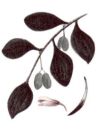

黄精

山药方

[材料] 山药50克。

[做法] 将山药捣烂后水煎取汁。

[用法] 每日1剂，分2次服用。

[功效] 适用于心脾两虚所致的心悸、气短。

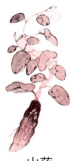

山药

睡眠质量差者经常被失眠困扰，睡眠不实，梦扰纷乱，醒后会出现头昏脑涨、神疲乏力的症状。现代医学认为，神经衰弱、脑神经兴奋过度、睡姿不正确等是导致失眠的原因。上班族如果工作压力过大、劳累过度或暴饮暴食，就容易失眠。除了调整心情，以下偏方也可帮助上班族远离失眠的苦恼。

失眠

❀ 酸枣仁茶

[材料] 酸枣仁20克，白糖少许。

[做法] 将上述材料捣碎后用沸水冲泡，加盖闷泡15分钟。

[用法] 代茶频饮。

[功效] 可缓解失眠、多梦、健忘、盗汗、自汗等症状。

❀ 制远志茶

[材料] 制远志10克。

[做法] 将制远志洗净、切片后用沸水冲泡，加盖闷泡30分钟。

[用法] 代茶频饮。

[功效] 镇静、催眠、抗衰老。

❀ 花生叶茶

[材料] 鲜花生叶90克（干品30克）。

[做法] 将鲜花生叶加水煎煮20分钟，去渣取汁。

[用法] 代茶频饮。

[功效] 可改善失眠症状。

❀ 珍珠母方

[材料] 珍珠母6克。

[做法] 将珍珠母研成细末。

[用法] 睡前用温水送服，每日1次，每次0.2克。

[功效] 可改善失眠症状。

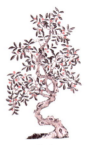

酸枣

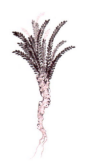

远志

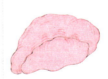

珍珠母

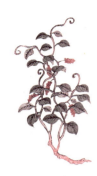

五味子

龙甘酸五茶

[材料] 龙齿15克，蜜甘草10克，五味子、酸枣仁各10克，花茶2克。

[做法] 向砂锅中倒入600毫升水，先加入龙齿煮20分钟，再加入蜜甘草、五味子、酸枣仁煮15分钟，去渣取汁，冲泡花茶。

[用法] 代茶频饮。

[功效] 龙齿是安神药，性平，味甘、涩，具有镇静安神、养肝益气的功效，对心悸失眠、心绪不宁、健忘多梦很有疗效。酸枣仁具有养心安神的功效，可补益心脏、平补肝血。本方具有养心定悸的功效，可有效缓解失眠、多梦等症状。

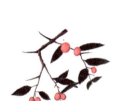

酸枣

百合饮

[材料] 百合100克，白糖适量。

[做法] 将百合洗净后放入锅中，加水用小火煎熬，待百合烂熟后加入白糖，稍煮片刻。

[用法] 每日1剂，分2次服用。

[功效] 适用于虚烦失眠、心悸不宁、内热较重、咽干咳嗽。

洋葱

洋葱方

[材料] 洋葱适量。

[做法] 将洋葱捣烂后装入一个小瓶中并盖好瓶盖，或者把洋葱包在纱布中捣烂。

[用法] 睡前闻洋葱的气味，一般闻15分钟左右可入睡。

[功效] 可改善失眠症状。

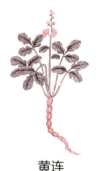

黄连

黄连阿胶鸡蛋黄汁

[材料] 黄连5克，白芍10克，阿胶汁30毫升，鸡蛋2个。

[做法] 将前2种材料放入锅中，加1000毫升水，煎至剩300毫升左右水时去渣取汁，兑入阿胶汁，晾温，取鸡蛋黄加入药汁中，搅拌均匀。

[用法] 睡前顿服，连服7日。

[功效] 养心安神。

黄花菜饮

[材料] 黄花菜50克，冰糖适量。

[做法] 将黄花菜水煎30分钟后去渣取汁，加冰糖，继续煮2分钟。

[用法] 睡前1小时饮用。

[功效] 可改善失眠症状。

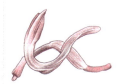

黄花菜

核桃黄酒

[材料] 核桃仁5个，白糖30克，黄酒50毫升。

[做法] 将前2种材料加水捣成泥后放入锅中，倒入黄酒，用小火煎30分钟。

[用法] 每日1剂，分2次服用。

[功效] 适用于肾虚引起的失眠。

核桃

酸枣仁炖猪心

[材料] 酸枣仁15克，猪心1个。

[做法] 将上述材料加水炖至烂熟。

[用法] 饮汤、食材料。

[功效] 适用于心脾两虚所致的失眠、头晕。

五味子蜜丸

[材料] 五味子250克，蜂蜜适量。

[做法] 将五味子水煎取浓汁，加蜂蜜炼为蜜丸，装入瓶中。

[用法] 每日2～3次，每次20丸。

[功效] 适用于心肾不交型失眠。

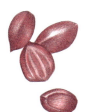

酸枣仁

百合二冬茶

[材料] 百合15克，天冬、麦冬各10克。

[做法] 将上述材料放入砂锅中，加入适量水，煮沸后继续煮20分钟，去渣取汁。

[用法] 代茶温饮，每日1次，药渣可再次使用。

[功效] 滋阴降火、清心安神。

天冬

❀ 莲子薏苡仁粥

[材料] 莲子50克，薏苡仁30克，冰糖、桂花各少许。

[做法] 将薏苡仁洗净，将莲子去皮、去心，将冰糖捣成碎屑；先将薏苡仁放入锅中，加适量水，用大火煮沸，再用小火煮至半熟，加入莲子肉、冰糖、桂花，煮熟。

[用法] 每日1剂，分2~3次服用。

[功效] 健脾祛湿、清热益心，可缓解失眠症状。

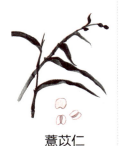

薏苡仁

❀ 茉莉花薰衣草茶

[材料] 茉莉花3~5朵，薰衣草1茶匙，蜂蜜适量。

[做法] 将前2种材料放入杯中，用沸水冲泡，加盖闷泡1~2分钟后调入适量蜂蜜。

[用法] 代茶频饮。

[功效] 养心安神、放松神经。

[备注] 薰衣草是通经药，女性在怀孕初期应避免食用。

❀ 柏子仁蒸猪心

[材料] 柏子仁10克，猪心1个，盐适量。

[做法] 先将猪心用清水洗净，再将洗净的柏子仁放入猪心内，一同放入瓷碗中，加入少量水，上锅，隔水蒸至猪心烂熟，加盐调味。

[用法] 每日1剂，分2次服用。

[功效] 安神养心，适合失眠患者。

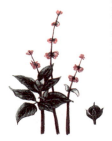

薰衣草

❀ 龙骨珍珠粉方

[材料] 龙骨20~25克，珍珠粉4.5克，琥珀粉5克，鲜竹沥适量。

[做法] 将龙骨研成细末，与珍珠粉、琥珀粉混合均匀。

[用法] 取3~4克药粉，倒入少许鲜竹沥后调匀，分成2份，用双层纱布包好，睡前分别放在左、右手心，用胶布固定，次日早晨取下，7日为1个疗程。

[功效] 适合失眠患者。

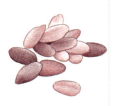

柏子仁

健忘

健忘是以记忆力差、遇事易忘为主要表现的疾病，多因心脾两虚或痰瘀痹阻所致，常见于神劳、头部内伤、中毒等以脑系为主的疾病中。上班族如果工作强度过大、睡眠时间不足、精神过度紧张，就容易记忆力衰退、做事丢三落四。以下偏方可有效改善健忘。

灵芝饮

[材料] 灵芝5克。

[做法] 将灵芝水煎取汁。

[用法] 每日1剂，分2～3次服用。

[功效] 养心安神、益气补血、健脑益智，适用于健忘、神经衰弱、心脾两虚。

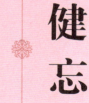

灵芝

龙眼膏

[材料] 龙眼、白糖各500克。

[做法] 将上述材料搅拌均匀，隔水炖成膏。

[用法] 早、晚各服10～15克。

[功效] 适用于心脾两虚、气血不足引起的健忘。

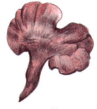

龙眼

仙智茶

[材料] 淫羊藿9克，益智仁6克。

[做法] 将上述材料放入锅中，加4碗水，熬至剩3碗水，去渣取汁。

[用法] 代茶饮用，每日1次。

[功效] 可改善健忘。

[备注] 若不方便熬药，则可将上述材料放入不锈钢杯中，用热水冲泡，喝完后兑水，直到没有药味为止。

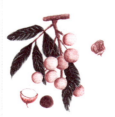

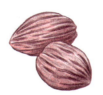

益智仁

益智健脑茶

[材料] 石菖蒲、人参各5克，远志、茯苓各6克。

[做法] 将人参切片，将其他3种材料捣碎，和人参片一起装入纱布袋内，扎紧袋口；将纱布袋放入杯中，用800毫升沸水冲泡，加盖闷泡30分钟。

[用法] 代茶饮用，每日1次。

[功效] 养心益智。

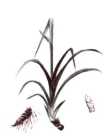

石菖蒲

玉竹膏

[材料] 玉竹500克，冰糖250克。

[做法] 将玉竹水煎3次，去渣取汁，浓缩后加冰糖制成膏。

[用法] 每晚20克。

[功效] 补心养阴，适用于失眠、健忘。

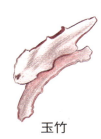

玉竹

龙眼酒

[材料] 龙眼肉250克，白酒400毫升。

[做法] 将龙眼肉切碎后装入酒瓶中，倒入白酒，浸泡15~20日。

[用法] 每日2次，每次10~20毫升。

[功效] 养血安神，适用于健忘、神经衰弱、失眠、心悸。

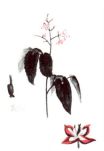

淫羊藿

枸杞子淫羊藿茶

[材料] 枸杞子12克，山茱萸、淫羊藿、沙苑子各9克，五味子6克。

[做法] 将上述材料水煎取汁。

[用法] 代茶饮用，每日1次。

[功效] 滋补肝肾、助阳益智。

干莲子冰糖茶

[材料] 干莲子250克，冰糖适量。

[做法] 将干莲子用凉水浸泡、去心后放入锅中，用小火炖煮至莲子肉熟软，加入冰糖调味。

[用法] 代茶饮用。

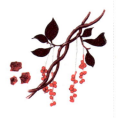

五味子

[功效] 健脾养心、益智安神。

莲子白果炒鸡蛋

[材料] 莲子、白果各20克，鸡蛋3个，盐3克，味精2克，植物油少许。

[做法] 将鸡蛋打成鸡蛋液，将前2种材料研成细末后放入鸡蛋液中，加入盐、味精，搅拌均匀；将油锅烧热，倒入鸡蛋液，炒熟。

[用法] 佐餐服用，每日1次。

[功效] 养心安神。

四逆散

[材料] 柴胡、白芍、蜜甘草、炒枳实各3克。

[做法] 将上述材料研成细末。

[用法] 用白开水送服，每日1剂，分3次服用。

[功效] 适用于健忘。

桑葚百合饮

[材料] 鲜桑葚100克，鲜百合50克。

[做法] 将上述材料水煎取汁。

[用法] 每日1次。

[功效] 补阴除热、养心安神。

甘麦饮

[材料] 小麦30克，红枣10颗，甘草10克。

[做法] 将上述材料水煎取汁。

[用法] 早、晚各服1次，每次1剂。

[功效] 适用于健忘。

麦冬煮鹌鹑蛋

[材料] 麦冬20克，鹌鹑蛋15个，白糖30克。

[做法] 将麦冬去心、洗净，将鹌鹑蛋煮熟、去壳，将二者一同放入锅中，加800毫升水，用大火煮沸后改用小火煮15分钟，加入白糖。

[用法] 单独服用或佐餐服用，每日1次。

[功效] 养阴、清心、解郁。

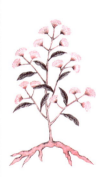

柴胡

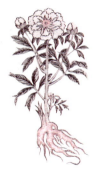

白芍

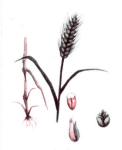

小麦

神经衰弱

神经衰弱是指精神容易兴奋、脑力容易疲乏，常有情绪烦恼和心理症状、生理症状的神经性障碍，属于心理疾病的一种，主要表现为失眠、容易惊醒、记忆力衰退、注意力不集中等症状。工作压力大的上班族容易出现神经衰弱，可以用以下偏方调理身体，同时也要调节自己的情绪。

鹌鹑蛋方

[材料] 鹌鹑蛋1~2个。

[用法] 早、晚将鹌鹑蛋煮熟后剥壳食用，长期坚持。

[功效] 鹌鹑蛋中含有丰富的卵磷脂，它是神经中枢不可缺少的营养物质，尤其适合神经衰弱、健忘患者。

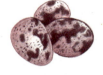

鹌鹑蛋

徐长卿蜜丸

[材料] 徐长卿全草、蜂蜜各适量。

[做法] 将徐长卿全草洗净、烘干后研成细末，加蜂蜜炼为蜜丸。

[用法] 每日2次，每次2丸，20日为1个疗程。

[功效] 适用于神经衰弱。

鲜松针饮

[材料] 鲜松针30克，白糖适量。

[做法] 将鲜松针水煎取汁，调入白糖。

[用法] 每日1剂，分2次服用。

[功效] 适用于神经衰弱。

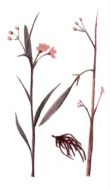

徐长卿

三七粉方

[材料] 三七粉0.5克。

[用法] 睡前用温水送服。

[功效] 可改善神经衰弱、失眠。

枇杷银耳饮

[材料] 鲜枇杷200克，银耳25克，冰糖适量。

[做法] 将鲜枇杷洗净、取肉、切片，将银耳洗净、泡软，将二者一同放入锅中，加清水煮沸，放入冰糖调味。

[用法] 饮汤、食材料。

[功效] 可改善神经衰弱。

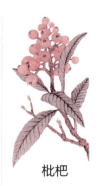

枇杷

淫羊藿方

[材料] 淫羊藿20克。

[做法] 将淫羊藿水煎取汁。

[用法] 每日1剂，分3次服用，10～20日为1个疗程。

[功效] 适用于神经衰弱。

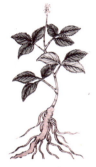

淫羊藿

灵芝方

[材料] 灵芝3～5克。

[做法] 将灵芝水煎取汁。

[用法] 每日1次。

[功效] 适用于神经衰弱、头昏、失眠。

百合汤

[材料] 百合30～60克。

[做法] 将百合用冷水浸泡1小时，放入锅中用小火煮，煮沸5分钟后晾凉。

[用法] 饮汤、食百合，每日1剂，7日为1个疗程，一般1～2个疗程可见效。

[功效] 适用于神经衰弱。

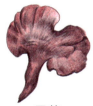

灵芝

红枣葱白汤

[材料] 红枣20颗，带须葱白适量。

[做法] 将红枣洗净、泡发后放入锅中，用大火煮沸，大约20分钟后放入带须葱白，继续煮10分钟。

[用法] 饮汤、食材料，每日1剂，分2次服用。

[功效] 适用于神经衰弱。

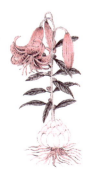

百合

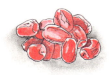

红枣

🌸 首乌藤粥

[材料] 首乌藤60克，粳米50克，白糖适量，红枣2颗。

[做法] 将首乌藤用温水浸泡片刻后放入锅中，加500毫升水，煎至剩300毫升水，加入粳米、白糖、红枣和200毫升水，煮至粥黏稠，盖紧锅盖焖5分钟。

[用法] 睡前1小时趁热服用，10日为1个疗程。

[功效] 养血安神，适用于神经衰弱、心血不足、失眠多梦。

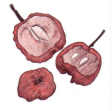

山楂

🌸 山楂饮

[材料] 山楂片30克，白糖适量。

[做法] 将山楂片洗净后放入锅中，加500毫升水，用小火煮20分钟，捞出山楂片，加入白糖调味。

[用法] 每日2次，每次1小杯。

[功效] 可改善神经衰弱。

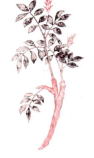

甘草

🌸 浮小麦红枣汤

[材料] 浮小麦30克，红枣10颗，甘草9克，蜂蜜适量。

[做法] 将前3种材料一同放入砂锅中，加适量水，用大火煮沸后改用小火煮10分钟，去渣取汁，加入蜂蜜。

[用法] 每日1剂，分2次服用。

[功效] 可预防和缓解神经衰弱。

🌸 柏子仁炖猪心

[材料] 柏子仁15克，猪心1个，葱、姜、盐、料酒各适量。

[做法] 将前2种材料一同放入锅中，加适量葱、姜、盐、料酒和水，炖至猪心烂熟。

[用法] 每日1～2次。

[功效] 适用于神经衰弱。

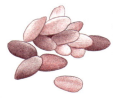

柏子仁

头痛

在现代社会，受头痛困扰的人越来越多。头痛的病因主要有遗传因素、内分泌和代谢因素、饮食因素、精神因素。对于睡眠不足、生活不规律、工作压力大的上班族来说，头痛成了家常便饭。以下偏方可对本病起到缓解、辅助治疗的作用。

谷精草绿茶

[材料] 谷精草5～15克，绿茶1克。
[做法] 用沸水冲泡上述材料。
[用法] 三餐后饮用，每日1剂。
[功效] 可缓解偏头痛。

谷精草

川芎白芷茶

[材料] 川芎、白芷各10克，茶叶6～10克。
[做法] 将上述材料一起研成细末后用沸水冲泡。
[用法] 代茶频饮。
[功效] 可缓解诸风上攻、头昏眼花、偏头痛。

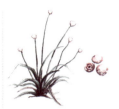

川芎

天麻炖猪脑

[材料] 天麻10克，猪脑（去筋膜）1个，盐少许。
[做法] 将猪脑洗净，与天麻一起炖2小时，加盐调味。
[用法] 饮汤、食猪脑。
[功效] 可缓解头痛。

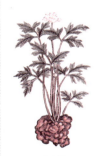

蔓荆子酒

[材料] 蔓荆子90克，酒500毫升。
[做法] 将蔓荆子捣成粗末后放入酒中浸泡7日。
[用法] 温服，每日3次，每次10～20毫升。
[功效] 适用于风热头痛。

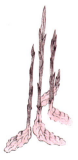

天麻

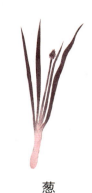

葱

二白方

[材料] 白附子3克，葱白15克。

[做法] 将白附子研成细末，加葱白捣成泥。

[用法] 将如黄豆般大小的药泥置于圆形的纸或纱布上，贴于患侧的太阳穴，大约1小时后取下。

[功效] 可缓解偏头痛。

补气祛痛方

[材料] 黄芪15克，党参、当归各12克，白芍、白术、陈皮各10克，甘草、天麻、川芎各6克，柴胡、蔓荆子各9克，细辛3克。

[做法] 将上述材料水煎取汁。

[用法] 每日1剂，分2次服用，早、晚各服用1次。

[功效] 补气，适用于气虚所致的头痛。

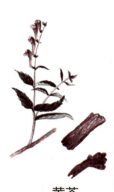

细辛

淮山鹌鹑蛋汤

[材料] 鹌鹑蛋5个，胡萝卜30克，荷叶20克，淮山15克，红枣10颗，菊花5克，红糖适量。

[做法] 将上述材料加水煮至鹌鹑蛋熟。

[用法] 饮汤、食鹌鹑蛋，每日1剂，连服6日。

[功效] 适用于血虚型头痛。

薄荷桑菊饮

[材料] 黄芩、薄荷各6克，桑叶、菊花、连翘各9克，蔓荆子12克。

[做法] 将上述材料水煎取汁。

[用法] 每日1剂，分2次服用。

[功效] 疏风清热，可缓解外感风热之头痛。

黄芩

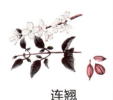

连翘

🌸 白川粉

[材料] 白芷30克，川芎15克，细辛、升麻各10克，薄荷（后下）6克，冰片3克。

[做法] 将上述材料一起研成细末。

[用法] 用棉签蘸少许药末塞入鼻腔，右侧头痛塞入右鼻腔，左侧头痛塞入左鼻腔。

[功效] 可止头痛。

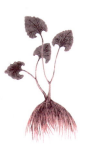

细辛

🌸 龙眼肉煮鸡蛋

[材料] 龙眼肉30克，鸡蛋2个，冰糖适量。

[做法] 将前2种材料放入锅中，加水煮至鸡蛋熟，去壳后继续煮1小时，加冰糖。

[用法] 饮汤、食材料。

[功效] 可缓解头痛。

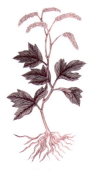

升麻

🌸 薄菊饮

[材料] 桑叶、菊花、黄芩、薄荷（后下）各6克。

[做法] 将上述材料水煎取汁。

[用法] 每日1剂，分2次服用。

[功效] 可缓解风热头痛。

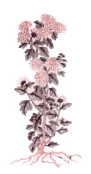

菊花

🌸 淡豆豉葱酒

[材料] 葱段30克，淡豆豉15克，黄酒50毫升。

[做法] 将淡豆豉加水煎煮15分钟，放入葱段，继续煮15分钟，调入黄酒。

[用法] 趁热服用，出微汗即停。

[功效] 解表散寒，对感冒引起的头痛有较好的疗效。

🌸 夏枯草汤

[材料] 夏枯草10克。

[做法] 将夏枯草加500毫升水，煎取300毫升药汁。

[用法] 每日3次，每次100毫升。

[功效] 清热平肝，适用于风火上攻引起的头痛。

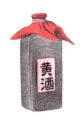

黄酒

眩晕

亚健康引起的眩晕大多是由疲劳、不良的生活习惯导致的，主要表现为头脑不清醒、昏昏沉沉。对于亚健康引起的眩晕，上班族可以用以下偏方来治疗。

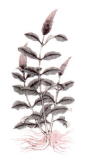

夏枯草

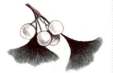

人参

白果

夏枯草瘦猪肉汤

[材料] 夏枯草6~10克，瘦猪肉30~60克。

[做法] 将上述材料加适量水，煮至瘦猪肉熟。

[用法] 饮汤、食瘦猪肉，每日1剂，分2次服用。

[功效] 清肝火、散郁结，适用于肝火旺盛引起的眩晕。

人参粥

[材料] 人参粉3克，粳米100克，冰糖适量。

[做法] 将前2种材料加水煮成粥，加入冰糖，搅拌均匀。

[用法] 佐餐服用。

[功效] 适用于中气不足、清阳不升所致的眩晕。

冬瓜子方

[材料] 冬瓜子500克。

[做法] 将冬瓜子烘干后研成细末。

[用法] 用温水送服，每日2次，每次50克。

[功效] 可改善肝阳上亢所致的眩晕。

白果仁龙眼肉汤

[材料] 白果仁3个，龙眼肉7片。

[做法] 将上述材料水煎取汁。

[用法] 空腹顿服。

[功效] 可缓解眩晕、眼前发黑。

酒大黄方

[材料] 酒大黄30克。

[做法] 将酒大黄研成细末。

[用法] 用茶水送服，每日2～3次，每次3克。

[功效] 适用于眩晕。

茯苓桂枝白术汤

[材料] 茯苓12克，桂枝5～10克，白术、甘草各6克。

[做法] 将上述材料水煎2次，将2次煎出的药汁混合均匀。

[用法] 每日1剂，分3次服用。

[功效] 对眩晕有一定的疗效。

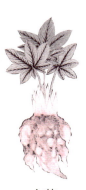

大黄

艾叶黑豆煮鸡蛋

[材料] 艾叶45克，黑豆30克，鸡蛋1个。

[做法] 将上述材料加水煮熟。

[用法] 每日1次，10日为1个疗程。

[功效] 适用于气血虚弱引起的眩晕。

红枣粥

[材料] 红枣10颗，粳米100克，白糖少许。

[做法] 将前2种材料加水煮成粥，粥熟后加白糖。

[用法] 佐餐服用。

[功效] 适用于头晕目眩、心悸失眠、过敏性紫癜。

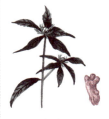

白术

牛肝枸杞子汤

[材料] 牛肝100克，枸杞子30克。

[做法] 将牛肝洗净后切成片，与枸杞子加水煮汤。

[用法] 饮汤、食牛肝，每日1次。

[功效] 补血养肝，可改善肝血不足所致的头晕目眩。

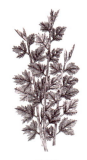

艾叶

疲劳

疲劳是主观上一种疲乏无力的不适感，既可能由过度劳累引起，也可能是某些疾病的首发症状。若无任何疾病却觉得疲劳，则身体可能处于亚健康状态。若不加以调理，则可能导致更严重的后果。以下偏方可帮助上班族消除疲劳。

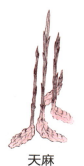
天麻

天麻炖鲢鱼头

[材料] 鲢鱼头1个，天麻10克，盐少许。
[做法] 将处理好的鲢鱼头和天麻一同放入砂锅中加水炖熟，加盐调味。
[用法] 每日1次。
[功效] 可改善头晕乏力。

红骨参炖鸡肉

[材料] 红骨参6克，鸡肉适量。
[做法] 将上述材料加水炖熟。
[用法] 饮汤、食鸡肉，每日1剂。
[功效] 适用于劳伤虚弱。

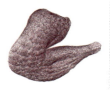
鸡肉

八角莲炖鸡肉

[材料] 八角莲10克，鸡肉250克。
[做法] 将上述材料加水炖熟。
[用法] 饮汤、食鸡肉。
[功效] 适用于体虚劳伤。

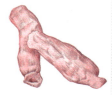
西洋参

西洋参茶

[材料] 西洋参片3克。
[做法] 将西洋参片放入杯中，用沸水冲泡。
[用法] 代茶饮用。
[功效] 适用于口渴、烦热、气短乏力、劳神疲倦。

🌸 黑豆膏

[材料] 黑豆1000克，猪油适量。

[做法] 将黑豆煮熟后去皮，放入坛中发酵5～6日，调入猪油熬炼成膏。

[用法] 用温水冲服，每日2次，每次1汤匙。

[功效] 长肌肤、益颜色、增强气力。

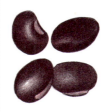

黑豆

🌸 玫瑰花茶

[材料] 玫瑰花30克。

[做法] 将玫瑰花放入杯中，用沸水冲泡，加盖闷泡10分钟。

[用法] 代茶频饮。

[功效] 可促进血液循环、消除疲劳、养颜美容。

🌸 人参莲子汤

[材料] 人参5克，莲子10～15克。

[做法] 将人参洗净、浸泡，将莲子浸泡1小时，将二者一同放入有水的碗中，置于已经烧开的蒸锅内，用大火蒸半小时左右，蒸好后用汤匙搅拌均匀。

[用法] 经常饮用。

[功效] 可缓解疲劳。

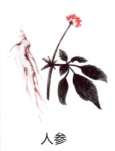

人参

🌸 阳桃煲荠菜

[材料] 阳桃4～5个，荠菜500克，盐适量。

[做法] 将阳桃洗净、切开，将荠菜洗净，将二者加水煲汤，加盐调味。

[用法] 顿服。

[功效] 可恢复精力。

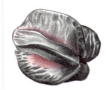

阳桃

🌸 无花果叶浴

[材料] 晒干的无花果叶子15片左右。

[做法] 将晒干的无花果叶子装入袋内。

[用法] 将药袋放入加热的洗澡水中洗浴。

[功效] 可缓解肌肉的疲劳感。

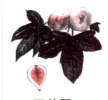

无花果

午后犯困

上班族在午后特别容易犯困，除了因为办公室里空气流通不畅，还因为吃过午餐后，人体的血液主要流向肠胃，流向大脑的血液减少，所以人会感觉精神不振、昏昏欲睡（夏季情况更甚）。以下偏方可令上班族神清气爽，在午后精神十足。

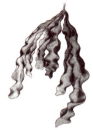

海带

❀ 凉拌海带白萝卜丝

[材料] 海带、白萝卜各100克，细香葱15克，芥末油、味精、盐各适量。

[做法] 将海带泡发、洗净、切丝，放入开水锅中煮熟，捞出；将白萝卜、细香葱分别洗净、切丝，放入盘中，倒入海带丝，调入芥末油、味精、盐，搅拌均匀。

[用法] 佐餐服用。

[功效] 工作辛苦、容易疲乏、午后爱犯困的上班族可经常服用本方。

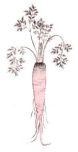

胡萝卜

❀ 杞汁滋补饮

[材料] 苹果200克，胡萝卜150克，鲜枸杞叶100克，蜂蜜15克。

[做法] 将前3种材料分别洗净、切碎，放入榨汁机中，倒入适量凉白开榨成汁，调入蜂蜜。

[用法] 每日1次，可长期饮用。

[功效] 可消除疲劳。

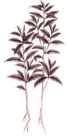

薄荷

❀ 薄荷茶

[材料] 干薄荷叶6克（鲜品加倍），绿茶3克，蜂蜜适量。

[做法] 将前2种材料用沸水冲泡5分钟左右，调入适量蜂蜜。

[用法] 代茶频饮。

[功效] 薄荷具有消除疲劳的作用，本方可令人平心静气、集中精力。

玫瑰茄茶

[材料] 玫瑰茄1朵，乌梅、冰糖各适量。

[做法] 将前2种材料一起放入杯中，用沸水冲泡5分钟，加入冰糖，待冰糖溶化。

[用法] 代茶饮用。

[功效] 可缓解疲劳、提神醒脑。

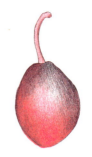

乌梅

醒脑解乏茶

[材料] 鲜薄荷叶5片，柠檬1/3个，西洋参3克，蜂蜜适量。

[做法] 将柠檬洗净、切片，将鲜薄荷叶、柠檬片、西洋参一同放入杯中，用沸水冲泡，加盖闷泡10分钟左右，待茶晾凉至40℃左右时调入适量蜂蜜。

[用法] 每日1剂，分3～4次服用。

[功效] 提神解乏、滋阴润燥。

党参红枣茶

[材料] 党参15克，红枣5颗。

[做法] 将党参洗净、切片，将红枣洗净，将二者一起用沸水冲泡20分钟。

[用法] 代茶频饮。

[功效] 温阳益气、养血安神，适用于嗜睡、倦怠。

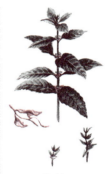

薄荷

菊花玫瑰茶

[材料] 菊花12克，玫瑰花、茉莉花、薄荷各4克，蜂蜜或冰糖适量。

[做法] 将前4种材料一同放入杯中，用沸水冲泡，加盖闷泡15～18分钟，加适量蜂蜜或冰糖调味。

[用法] 代茶饮用。

[功效] 提神、美容。

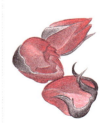

玫瑰花

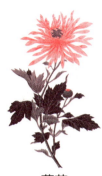

菊花

枸杞子菊花参茶

[材料] 菊花3克，西洋参4～5克，枸杞子10克。

[做法] 将西洋参洗净后切成片，和菊花、枸杞子一同放入杯中，用沸水冲泡。

[用法] 代茶饮用。

[功效] 提神醒脑，适用于嗜睡。

专心茶

[材料] 蜜黄芪25克，绿茶10克。

[做法] 将上述材料洗净、烘干后研成细末，用500毫升沸水冲泡15分钟。

[用法] 代茶频饮。

[功效] 提神解乏、滋阴润燥，是集中精神、减轻疲惫感的佳饮。

茶

苍芎茶

[材料] 绿茶、川芎、藁本、白芷各3克，苍术5克，细辛0.5克。

[做法] 将除绿茶之外的所有材料洗净，放入砂锅中加水煎煮30分钟，去渣取汁，用药汁冲泡绿茶。

[用法] 代茶饮用。

[功效] 提神解乏。

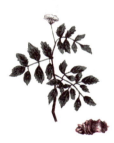

藁本

香附川芎茶

[材料] 香附、川芎、绿茶各3克。

[做法] 将上述材料洗净、烘干后研成细末，用500毫升沸水冲泡，加盖闷泡10分钟或煮5～10分钟。

[用法] 代茶饮用。

[功效] 提神解乏、滋阴润燥。

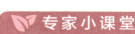

专家小课堂

　　一日三餐以吃八分饱为宜，不要吃得太饱，否则胃过度膨胀，人就容易犯困。

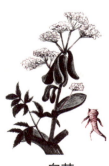

白芷

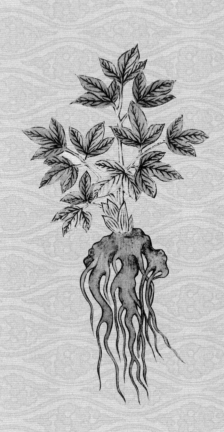

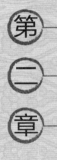

第二章

上班族常见情绪问题老偏方

在快节奏的社会环境下，压力大、职场竞争激烈、工作量大、工作劳累，很多上班族疲惫不堪，经常出现焦虑、紧张、烦躁不安等情绪问题。在日常生活中，上班族可以通过一些食材、药材来调理身体。

焦虑

焦虑是一种常见的情绪状态，是预感到负面情形出现时产生的担忧、紧张、不安、恐惧、不愉快等综合情绪体验，常表现为心跳加速、血压升高、失眠、尿频、肌张力降低、皮肤苍白和呼吸加深、加快等症状。这些症状不容忽视，否则很可能给工作和生活带来困扰。以下偏方可帮助上班族缓解焦虑情绪。

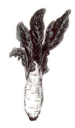

莴苣

莴苣汁

[材料] 莴苣500克。

[做法] 将莴苣洗净，将莴苣茎去皮、切成小块，和莴苣叶一起放入榨汁机中榨成汁。

[用法] 早、晚各服1次，每次1剂。

[功效] 宁心安神。

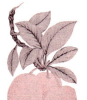

雪梨

银耳红枣雪梨汤

[材料] 雪梨2个，红枣10颗，银耳、莲子各少许，冰糖适量。

[做法] 将莲子用热水泡软，将银耳泡发、撕成小朵，将雪梨洗净、去皮、切成小块，将所有材料放入锅中，加入适量清水煲至烂熟。

[用法] 当作早餐食用。

[功效] 滋阴顺气，可缓解焦虑情绪。

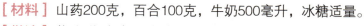

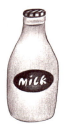

牛奶

山药百合煮牛奶

[材料] 山药200克，百合100克，牛奶500毫升，冰糖适量。

[做法] 将山药洗净、去皮、切成小丁，将百合剥开、洗净，将牛奶倒入锅中煮沸，放入百合、山药丁，煮大约5分钟，加入冰糖调匀。

[用法] 佐餐服用。

[功效] 宁心安神。

紧张

紧张是指人体在肉体和精神两个方面对外界事物反应的加强。负面情绪会对人体造成伤害，过度紧张会造成失眠、烦躁、情绪低落等。上班族面对工作中棘手的问题往往会紧张，这种紧张是不可避免的。上班族既可以通过调节自身情绪来缓解紧张感，也可以通过以下偏方来缓解紧张感。

黄芪茉莉花茶

[材料] 黄芪10克，茉莉花0.5克。
[做法] 用沸水冲泡上述材料，加盖闷泡20分钟左右。
[用法] 代茶温饮，每日1～2剂。
[功效] 松弛神经，对处于紧张状态者有稳定情绪的作用。

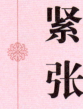

茉莉花

莲子煲猪心

[材料] 猪心500克，莲子肉30克，盐、酱油、味精各适量。
[做法] 将猪心洗净，与莲子肉一同放入炖盅内，煲熟后加盐、酱油、味精调味。
[用法] 佐餐服用。
[功效] 益智安神、补血养心，适用于心神不宁、惊悸怔忡、烦躁紧张。

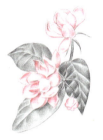

猪心

玉米银耳羹

[材料] 鲜玉米粒100克，银耳10克，牛奶适量。
[做法] 将银耳泡发、撕成小朵，将鲜玉米粒洗净，将二者加少量水煮20分钟，倒入牛奶后继续煮开。
[用法] 适量服用。
[功效] 美容润肤、减轻压力、放松心情。

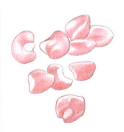

玉米粒

69

烦躁不安

烦躁不安是指情绪异常，自觉心烦或烦躁而有闷热的感觉，心神不定。引起烦躁的原因有很多，如"伤寒有邪在表而烦躁者""有邪在里而烦躁者""有阳虚而烦躁者""有阴盛而烦躁者""内伤因脏腑实热而致烦躁者"等。在工作中遇到的压力往往会使上班族烦躁不安，以下偏方可以清热去火、养心安神，帮助上班族缓解异常情绪。

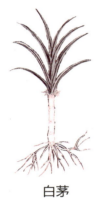

白茅

✿ 白茅根瘦猪肉汤

[材料] 鲜白茅根150克，瘦猪肉250克，调味品适量。

[做法] 将瘦猪肉洗净、切成细丝，与鲜白茅根一起加适量水煮熟，酌加调味品。

[用法] 饮汤、食瘦猪肉，可经常服用。

[功效] 清热、利湿、通淋，适用于热病所致的烦躁不安。

✿ 白菊花茶

[材料] 白菊花6克，绿茶适量。

[做法] 将上述材料放入杯中，用开水冲泡，加盖闷泡5～10分钟后晾凉。

[用法] 代茶饮用。

[功效] 消暑解渴，适用于烦躁、口渴、中暑发热。

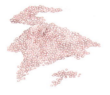

小米

✿ 小米养心粥

[材料] 小米50克，鸡蛋1个。

[做法] 将小米淘洗干净，加适量水煮至粥熟，打入鸡蛋，搅拌均匀，待鸡蛋熟透。

[用法] 空腹服用，每日2次。若睡前先用热水泡脚，然后服用本方，则效果更佳。

[功效] 养心安神，适用于烦躁失眠、心血不足。

鸡蛋

易怒

　　易怒是指人遇到很小的刺激就会出现愤怒情绪。易怒会使气血上升，给身体带来负担，造成负面影响。上班族在工作中遇到不顺时很容易发怒，为了自己的身体，应该控制情绪，平时也可以用以下偏方缓解愤怒情绪。

蒲黄方

[材料] 蒲黄100克。

[做法] 将蒲黄研成细末。

[用法] 口服，每日1次，每次9克。

[功效] 适用于痰中带血、胸中刺痛、心烦易怒。

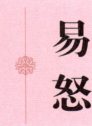

蒲黄

菊花茶

[材料] 菊花10克。

[做法] 用开水冲泡菊花。

[用法] 代茶饮用。

[功效] 可改善易怒、眩晕、耳鸣、头痛、失眠、多梦等症状。

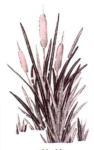

豆腐

黑木耳炖豆腐

[材料] 黑木耳30克，豆腐1块。

[做法] 将上述材料加水炖熟。

[用法] 每日1剂。

[功效] 可缓解经前易怒、烦躁。

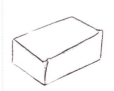

鲜青蒿方

[材料] 鲜青蒿30克，白糖适量。

[做法] 将鲜青蒿水煎取汁1小碗，加白糖调匀。

[用法] 每日2次，每次1剂。

[功效] 适用于肝气上逆所致的易怒、急躁。

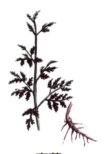

青蒿

情绪低落

上班族工作压力较大，在工作中可能遇到很多突发事件或不愉快的事情，容易情绪低落。负面情绪不仅会影响工作，对身体的伤害也很大。上班族应保持良好的心态，平时也可以用以下偏方进行调理。

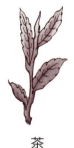

茶

🌸 金橘叶绿茶

[材料] 金橘叶（干品）30克，绿茶适量。

[做法] 将成熟的秋季金橘的叶子洗净，晒干或烘干后切碎，与绿茶一同放入砂锅中，先用水浸泡片刻，再用中火煎煮30分钟，最后用洁净的纱布过滤，去渣取汁。

[用法] 每日1剂，分2次服用，早、晚温服。

[功效] 疏肝、理气、解郁，适合情绪忧郁的亚健康人群。

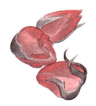
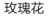

玫瑰花

🌸 玫瑰花茶

[材料] 玫瑰花15克（红枣3～5颗，枸杞子15克）。

[做法] 用玫瑰花泡水喝。

[用法] 代茶饮用，每日1剂。

[功效] 理气解郁、活血散瘀。

[备注] 气虚者可加入3～5颗红枣，肾虚者可加入15克枸杞子。

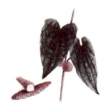

山药

🌸 山药瘦猪肉汤

[材料] 山药块30克，瘦猪肉100克，盐适量。

[做法] 将上述材料放入锅中，加适量水炖至瘦猪肉烂熟。

[用法] 饮汤、食瘦猪肉，每日1次。

[功效] 宁心安神。

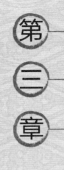

第三章

长时间面对电脑，老偏方保健康

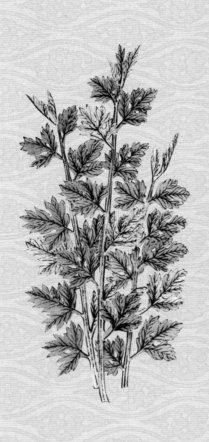

很多上班族用电脑办公，经常受电脑辐射，容易出现面部皮肤粗糙、视力下降等问题。

虽然这些问题看似不是大问题，但是上班族应重视它们，可以通过偏方进行调理。

电脑辐射

大部分上班族用电脑办公，电脑辐射对身体健康有很大的危害。为了降低电脑辐射的危害，上班族应该多补充维生素C、维生素E等，也可以通过以下偏方来减少电脑辐射的影响。

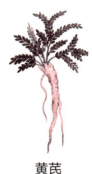

黄芪

黄芪绿茶

[材料] 黄芪、绿茶各5克。

[做法] 将上述材料放入杯中，用沸水冲泡。

[用法] 早、中、晚各服1次，每次1剂。

[功效] 清除人体内因电脑辐射而产生的各种自由基。

杭白菊茶

[材料] 干杭白菊1茶匙，红糖或蜂蜜适量。

[做法] 用沸水冲泡干杭白菊，晾温后加红糖或蜂蜜调味。

[用法] 代茶频饮。

[功效] 养肝明目、清热解毒、生津止渴、清心健脑，可减少电脑辐射的影响。

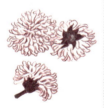

杭白菊

猕猴桃橙柠汁

[材料] 橙子4个，猕猴桃2个，番茄1个，柠檬半个。

[做法] 将猕猴桃、番茄洗净、去皮，将橙子、柠檬洗净、去皮、去籽，将上述材料切成2厘米见方的小块，放入榨汁机中，倒入1杯凉白开榨成汁。

[用法] 晚餐后饮用1杯。

[功效] 上述材料含有丰富的维生素C，不仅可以清除人体内的自由基，减少电脑辐射的影响，还可以淡化脸上的斑点。

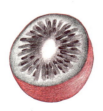

猕猴桃

颈椎病是颈椎骨关节炎、增生性颈椎炎、颈神经根综合征、颈椎间盘突出症的总称，是指以退行性病理改变为基础的疾病。上班族经常使用电脑，颈椎长期劳损，容易使颈椎脊髓、神经根或椎动脉受压，从而患颈椎病。以下偏方可有效缓解颈椎病。

颈椎病

❀ 臭梧桐根方

[材料] 臭梧桐根50克。

[做法] 将臭梧桐根水煎取汁。

[用法] 每日2次，5日为1个疗程。

[功效] 适用于颈椎病。

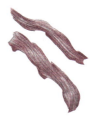

臭梧桐根

❀ 葛根猪脊骨汤

[材料] 葛根30克，猪脊骨500克。

[做法] 将葛根洗净、去皮、切片，将猪脊骨洗净、切段，将二者一同放入锅中，加适量清水煲汤。

[用法] 佐餐服用。

[功效] 益气养阴、舒筋活络，适用于神经根型颈椎病。

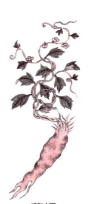

葛根

❀ 独活茶

[材料] 独活20克。

[做法] 将独活水煎取汁。

[用法] 代茶饮用。

[功效] 祛风散寒，适用于神经根型颈椎病。

❀ 人参红枣粥

[材料] 人参粉10克，粳米50克，红枣15克，白糖适量。

[做法] 将粳米与红枣加水煮成粥，粥熟后加入人参粉、白糖，继续煮1~2分钟。

[用法] 每日1次。

[功效] 补益气血，适用于气血亏虚所致的颈椎病。

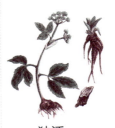

独活

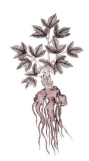

当归

🌸 五加皮酒

[材料] 五加皮200克，当归150克，川牛膝120克，红花50克，白酒200毫升。

[做法] 将前4种材料放入白酒中浸泡1个月。

[用法] 每日3次，每次适量。

[功效] 可辅助治疗神经根型颈椎病引起的风湿痹痛、四肢拘挛。

🌸 天麻蒸猪脑

[材料] 天麻10克，猪脑1个，盐适量。

[做法] 将天麻洗净、切碎，与猪脑一起加适量盐，放入开水锅中隔水蒸熟。

[用法] 每日1次，连服3～4日。

[功效] 可改善交感神经型颈椎病引起的头痛、眩晕、肢体麻木。

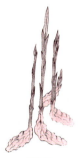

天麻

🌸 白芍木瓜汤

[材料] 白芍30克，鸡血藤、威灵仙各15克，木瓜、葛根、甘草各12克。

[做法] 将上述材料水煎取汁。

[用法] 每日1剂，分2次服用。

[功效] 滋补肝肾、舒筋活血，适用于骨质增生所致的颈椎病。

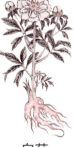

白芍

🌸 药枕方

[材料] 当归、羌活、藁本、制川乌、黑附片、川芎、赤芍、红花、地龙、血竭、石菖蒲、灯心草、细辛、桂枝、丹参、防风、莱菔子、威灵仙各150克，乳香、没药各100克，冰片10克。

[做法] 将除冰片之外的所有材料研成细末，加入冰片，装入枕芯，当作枕头。

[用法] 每日枕6小时以上，3个月为1个疗程。

[功效] 祛风通络、活血止痛，适用于颈椎病。

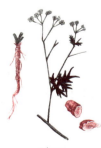

防风

肩周炎是指以肩关节疼痛和活动不便为主要症状的疾病，常因汗出当风、夜卧不慎、风寒外袭、邪郁肌肤，或久卧寒湿之地、汗出后浸渍冷水、沐水雨淋、感受寒湿，或内伤、外伤及慢性劳损等引发。肩周炎多发于50岁左右的中年人，很多上班族缺乏锻炼，经常坐在电脑前，也容易患肩周炎。以下偏方对肩周炎有一定的疗效。

肩周炎

五藤饮

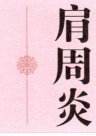

[材料] 宽筋藤、天仙藤各30克，血风藤、石南藤、络石藤各15克，沙柳草15～30克。

[做法] 将上述材料水煎取汁。

[用法] 每日1剂，分2次服用。

[功效] 祛风湿、通经络、补气血、养肝肾，对肩周炎有一定的疗效。

薏苡仁

四子熏洗方

[材料] 薏苡仁、莱菔子、菟丝子、紫苏子、吴茱萸、盐各30克。

[做法] 先将盐炒黄，再加入其他材料炒至变色。

[用法] 将所有材料混合均匀后装入布袋内，用布袋熨烫患处，同时活动肩关节。前2日每日熨烫患处3次，第三日将所有材料水煎取汁，用药汁熏洗患处，10日为1个疗程。

[功效] 散寒、通络、止痛，适用于肩周炎。

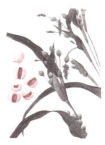

菟丝子

芪归炖童子鸡

[材料] 黄芪30克，当归20克，童子鸡1只，生姜、盐各适量。

[做法] 将童子鸡去毛、去内脏后洗净，将黄芪、当归、生姜洗净后塞入鸡腹，将童子鸡放入砂锅中，加适量水、盐，先用大火烧沸，再用小火慢炖2小时。

[用法] 饮汤、食童子鸡，3日1剂。

[功效] 活血化瘀，对肩周炎有一定的疗效。

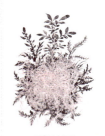

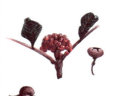

吴茱萸

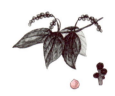
胡椒

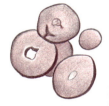
木香

当归炖瘦猪肉

[材料] 瘦猪肉60克，当归20克，胡椒12克。

[做法] 将上述材料加水炖熟。

[用法] 每日1次。

[功效] 活血化瘀，适用于肩周炎。

当归鸡血藤鸡蛋汤

[材料] 当归、鸡血藤各12～15克，木香、陈皮、赤芍各8～10克，桑枝15～20克，鸡蛋1个。

[做法] 将上述材料加水同煮，待鸡蛋熟后去壳，将鸡蛋放入汤中，继续煮5～10分钟。

[用法] 饮汤、食鸡蛋，每日3次，每次1剂。

[功效] 舒筋活血，对肩周炎有一定的疗效。

川樟方

[材料] 川乌10克，樟脑9克，醋适量。

[做法] 将前2种材料一起研成细末，用醋调和，涂在纱布上。

[用法] 将纱布贴敷于患处，同时用热水袋热敷30分钟，每日1次，连敷4～6日。

[功效] 适用于肩周炎。

[备注] 川乌有剧毒，应慎重使用。

仙人掌方

[材料] 仙人掌适量。

[做法] 将仙人掌洗净、去毛刺后捣成泥。

[用法] 将仙人掌泥贴敷于患处周围，外包一层塑料薄膜，用胶布固定。

[功效] 适用于肩周炎。

醋糟方

[材料] 醋糟适量。

[做法] 将醋糟炒热后装入小布袋内。

[用法] 用小布袋热敷患处，以患者能承受的温度为度，每日数次。

[功效] 适用于肩周炎，一般半个月后可减轻肩周炎症状。

桑枝

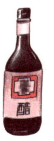
醋

面部皮肤粗糙表现为面部皮肤毛孔粗大、纹理粗糙，多因肤热当风，风邪侵入毛孔，郁久燥而肌肤失养，或风寒外袭、营卫失调，或湿浊浸淫肌肤，或津液不足，不能滋养肌肤所致。此外，常在电脑前工作或频繁使用碱性、酸性过强的化妆品也可导致面部皮肤粗糙。以下偏方对改善面部皮肤粗糙有很好的效果。

面部皮肤粗糙

菟丝子天冬饮

[材料] 菟丝子30克，天冬、狗脊各15克，冬瓜皮、威灵仙、陈皮各10克。

[做法] 将上述材料水煎取汁。

[用法] 每日1剂，分2次服用。

[功效] 滋阴补肾、润泽皮肤，适用于面部皮肤粗糙。

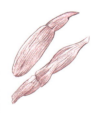

天冬

红枣龙眼党参汤

[材料] 红枣50克，龙眼肉30克，党参15克。

[做法] 将红枣用水浸泡1小时，将党参用布包好，将二者与龙眼肉一同放入锅中，加适量水煮汤。

[用法] 饮汤、食红枣，每日1剂，分2次服用，4～6日为1个疗程。

[功效] 补气养血、润肤悦色，适用于面部皮肤粗糙。

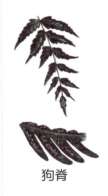

狗脊

核桃补骨脂蜜丸

[材料] 补骨脂（炒香、研成细末）150克，蜂蜜120克，核桃仁（加水捣成泥）60克。

[做法] 将蜂蜜与核桃泥一同煮成稀糊，放入补骨脂末，炼为如梧桐子般大小的蜜丸，装入瓷器中保存。

[用法] 空腹时用温水送服，早、晚各服1次，每次20克。

[功效] 久服可令人容颜秀美、皮肤细腻。

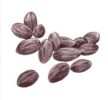

补骨脂

「电脑脸」

"电脑脸"主要表现为面部肌肉僵硬、目光呆滞、面色萎黄，甚至对生活缺乏应有的热情。上班族出现"电脑脸"主要是因为长期对着电脑工作，工作压力又大，缺乏合理的调剂。以下偏方配合积极的心态，可帮助上班族远离这种苦恼。

❁ 龙眼莲子汤

[材料] 薏苡仁50克，芡实、莲子各30克，龙眼肉8克，蜂蜜少许。

[做法] 将前4种材料洗净后放入锅中，加适量清水，先用大火煮沸，再用小火煮大约1小时，起锅，晾温后加入少许蜂蜜调味。

[用法] 佐餐服用，每日1次。

[功效] 适合工作压力大、常用电脑的上班族。

芡实

❁ 核桃黄豆糊

[材料] 黄豆300克，核桃仁100克，粳米50克，白及10克，白糖25克。

[做法] 将粳米淘洗干净；将黄豆洗净、沥干，与白及一同炒熟后磨成粉；将核桃仁与粳米一同擀碎，用水浸泡，去渣取汁，将汁液倒入锅中，加清水和黄豆白及粉，调入白糖，煮成糊。

[用法] 每日1次。

[功效] 适合常用电脑、面色萎黄的上班族。

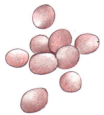

黄豆

❁ 甘麦枣藕汤

[材料] 莲藕250克，小麦75克，甘草12克，红枣5颗，盐少许。

[做法] 将小麦洗净后浸泡1小时，将莲藕洗净、去皮，将所有材料放入砂锅中煮2小时，加入少许盐调味。

[用法] 佐餐服用，每日1次。

[功效] 可防止皮肤衰老，改善气色。

白及

色斑

　　色斑是指和周围皮肤颜色不同的斑点，包括雀斑、黑斑、黄褐斑、老年斑等，属于色素障碍性皮肤病。一些上班族因为长期使用电脑、工作压力大，导致激素分泌失调，进而出现色斑。以下偏方有助于还原皮肤的本色。

黄精酒

[材料] 黄精100克，米酒2500毫升。
[做法] 将黄精放入米酒中浸泡7日。
[用法] 每日1~2次，每次50毫升。
[功效] 淡化黄褐斑。

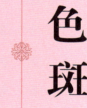

黄精

栝楼瓤方

[材料] 栝楼瓤90克，杏仁10克，猪胰1个。
[做法] 将上述材料一起捣成泥。
[用法] 每晚将药泥敷于患处，连敷10日。
[功效] 淡化黄褐斑。

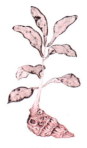

栝楼

紫茉莉果仁蜜膏

[材料] 紫茉莉果仁（去壳）30克，蜂蜜适量。
[做法] 将紫茉莉果仁研成细末，调入蜂蜜，制成蜜膏。
[用法] 洗脸后将蜜膏敷于患处，每日3次。
[功效] 润肤淡斑，适用于面部雀斑。

僵蚕方

[材料] 僵蚕100克。
[做法] 将僵蚕晒干后研成细末，装入瓶中保存。
[用法] 睡前将脸洗净，用僵蚕末擦脸。
[功效] 祛风、消斑。

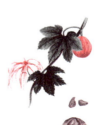

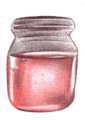

蜂蜜

81

桃花茶

[材料] 冬瓜子5克，干桃花4克，白杨树皮3克。
[做法] 将上述材料放入杯中，用沸水冲泡，加盖闷泡10分钟。
[用法] 代茶饮用，每日3～4次。
[功效] 淡化黑斑。

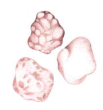

桃花

合欢花绿茶

[材料] 合欢花5克，绿茶适量。
[做法] 将合欢花择洗干净，与绿茶一起用沸水冲泡。
[用法] 代茶饮用。
[功效] 淡化黄褐斑。

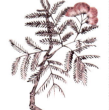

白杨

藏红花茶

[材料] 藏红花1克。
[做法] 用热水冲泡藏红花。
[用法] 可长期代茶饮用。
[功效] 淡化黄褐斑。

白果方

[材料] 白果适量。
[做法] 先将白果去壳后捣成泥，再取其浆液。
[用法] 将白果浆液涂于面部。
[功效] 淡化黄褐斑。

合欢花

黑豆丸

[材料] 黑豆、猪油各适量。
[做法] 将黑豆浸泡、蒸熟后晾在席上，待黑豆逐渐变成黄色时收好，晒干、研成细末，加猪油炼成膏，捏成豆大的丸。
[用法] 温服，每日2次，每次50～100丸。
[功效] 淡化黄褐斑。

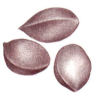

白果

🌸 柿叶膏

[材料] 柿叶、凡士林各适量。

[做法] 将柿叶晒干、研成细末，放入溶化的凡士林中，搅拌成膏。

[用法] 将柿叶膏涂于患处。

[功效] 淡化黄褐斑。

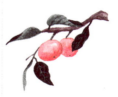

柿叶

🌸 丝瓜柠檬面膜

[材料] 丝瓜半根，柠檬半个，牛奶适量。

[做法] 将前2种材料洗净、切碎，一起放入榨汁机中榨成汁，去渣取汁，倒入牛奶后调匀。

[用法] 将调好的汁液敷于面部（放入冰箱内冷藏30分钟后使用效果更佳），15分钟后将脸洗净。

[功效] 防治色斑，适合经常对着电脑工作的上班族。

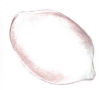

柠檬

🌸 芍药花茶

[材料] 干芍药花瓣1茶匙，蜂蜜或红糖适量。

[做法] 用沸水冲泡干芍药花瓣，加盖闷泡10分钟左右（依个人口味调入适量蜂蜜或红糖）。

[用法] 代茶饮用，每日1次。

[功效] 养血柔肝、祛斑养颜，可促进细胞新陈代谢，提高免疫力，延缓皮肤衰老。

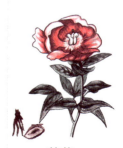

芍药

🌸 桃花冬瓜子蜜

[材料] 桃花、冬瓜子各等份，蜂蜜适量。

[做法] 将桃花阴干、研成细末，将冬瓜子去壳、研成细末，将二者混合后加入蜂蜜调匀。

[用法] 每晚用此蜜敷面，次日早晨洗净。

[功效] 润肤淡斑。

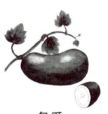

冬瓜

83

『鼠标手』

"鼠标手"是指人体的正中神经和进入手部的血管在腕管处受到压迫所引起的一系列症状，学名为腕管综合征。本病在中医中属于"伤筋"的范畴，主要因局部劳作过度，积劳伤筋，或者因受寒导致气血凝滞而发病。在工作中经常使用电脑的上班族容易患本病，以下偏方可以缓解手掌、手臂酸痛或发麻，活血消肿。

花椒水

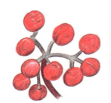

花椒

[材料] 花椒适量。

[做法] 将花椒放入锅中，加水煮开15分钟左右。

[用法] 用晾温的花椒水泡手，每日1次。

[功效] 温中散寒、除湿止痛，对"鼠标手"有很好的疗效。

泽兰红糖茶

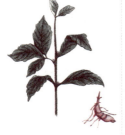

泽兰

[材料] 艾叶6克，泽兰9克，红糖适量。

[做法] 将前2种材料放入砂锅中水煎取汁，加入适量红糖调匀。

[用法] 代茶饮用。

[功效] 舒筋活血、止痛散结，可缓解手腕、手臂发麻。

红豆粥

[材料] 红豆50克，粳米100克，白糖适量。

[做法] 将前2种材料淘洗干净，用水浸泡一段时间后一起放入锅中，加适量水，先用大火煮开，再用小火煮成粥，最后加白糖调味。

[用法] 当作主食食用。

[功效] 活血消肿。

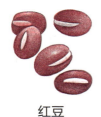

红豆

视力下降

视力下降大多是由不注意用眼卫生、过度用眼，使眼肌极度疲劳造成的。上班族长期坐在电脑前，活动量小，难以放松眼肌，容易出现视力下降的问题。中医认为，眼睛与肝肾的关系非常密切，因为肝开窍于目、肾注精于目，所以用偏方治疗眼疾多从肝肾入手。

🌸 枸杞子龙眼汤

[材料] 枸杞子、龙眼干各30克，当归9克，黑枣30克，鸡肝1个。

[做法] 将上述材料洗净后放入锅中，加4碗水，先用大火烧开，再用小火炖30分钟。

[用法] 既可饮汤、食材料，也可只饮汤，不过至少要食用半个鸡肝才有效果。每日1剂，分数次服用，至少服用7日。

[功效] 滋补肝肾、益精明目。

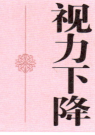

龙眼

🌸 菠菜猪肝汤

[材料] 鲜菠菜90克，猪肝120克。

[做法] 将上述材料处理干净后一起放入锅中，加水煮熟。

[用法] 饮汤、食材料。

[功效] 养肝明目。

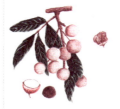

菠菜

🌸 鸡肝羹

[材料] 鸡肝50克，盐适量。

[做法] 将鸡肝洗净、切片后放入沸水中汆烫，去除血污后捞出，趁热捣烂，加盐调匀。

[用法] 佐餐服用。

[功效] 养肝明目。

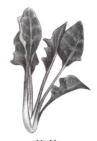

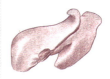

鸡肝

🌸 猪肝方

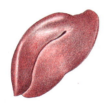

猪肝

[材料] 猪肝100克，鸡蛋2个，盐、淡豆豉、葱白各适量。

[做法] 将猪肝洗净、切片后放入锅中，加适量水，先用小火煮熟，再加入淡豆豉、葱白，最后打入2个鸡蛋，加盐调味。

[用法] 饮汤、食材料。

[功效] 养肝明目，适用于儿童青少年近视。

🌸 酱油兔肝方

菟丝子

[材料] 兔肝1个，酱油少许。

[做法] 将兔肝洗净、切片后加水煮熟。

[用法] 蘸酱油食用。

[功效] 养肝明目，可预防视力减退。

🌸 菟丝子鸡蛋方

[材料] 鸡蛋1个，菟丝子10克。

[做法] 将菟丝子研成细末，打入鸡蛋后搅拌均匀，加适量水煮至鸡蛋熟。

[用法] 饮汤、食鸡蛋。

[功效] 可改善近视、肝血不足、视物不清。

🌸 羊肝粥

羊肝

[材料] 羊肝1个，葱1把，粳米适量。

[做法] 将羊肝去筋膜、洗净、切碎，与葱一起炒至焦黑，研成细末后加水同炖，去渣取汁，放入粳米煮成粥。

[用法] 佐餐服用。

[功效] 明目，适用于经常熬夜引起的近视。

🌸 猪肝枸杞叶方

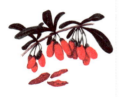

枸杞子

[材料] 猪肝200克，鲜枸杞叶150克。

[做法] 将猪肝洗净、切条，和鲜枸杞叶一起煮熟。

[用法] 饮汤、食猪肝，每日2次。

[功效] 可改善视力。

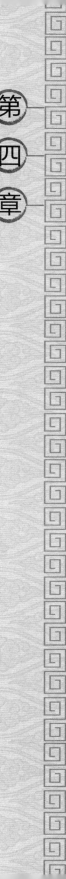

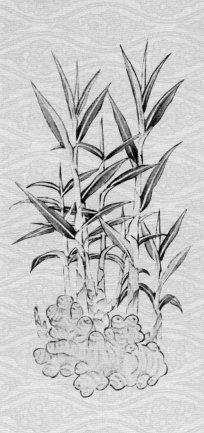

第四章

上班族常见疾病老偏方

有些疾病治疗起来时间长、起效慢，必须坚持治疗。很多上班族忙于工作、应酬，疏于照顾自己的身体，这是很不健康的做法。无论平时有多忙，上班族都应该以身体为重。

低血压

低血压是指体循环动脉压力低于正常水平。世界卫生组织对低血压的诊断尚无统一标准，一般认为当收缩压低于90毫米汞柱、舒张压低于60毫米汞柱时，为低血压或低血压状态。很多上班族生活节奏快、饮食不规律，也不注意三餐的营养搭配，容易出现低血压。以下偏方可以调理由饮食不当引起的低血压。

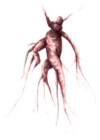

人参

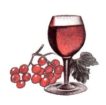

红葡萄酒

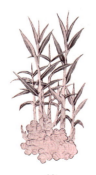

姜

❀ 参麦五味子糯米粥

[材料] 人参、麦冬、五味子各5克，糯米10～15克。
[做法] 将前3种材料水煎取汁，与糯米一起煮成粥。
[用法] 每周2次，每次1剂，连服9周。
[功效] 对缓解低血压有辅助作用。

❀ 党参泡红酒

[材料] 党参30克，红葡萄酒1瓶。
[做法] 将党参放入红葡萄酒中浸泡3日。
[用法] 睡前饮用25毫升。
[功效] 适合低血压患者。

❀ 生姜红糖茶

[材料] 生姜5克，红糖50克。
[做法] 将生姜捣烂，与红糖一起搅拌均匀。
[用法] 用开水冲泡，代茶饮用，每日1次。
[功效] 可提升血压，对低血压有一定的疗效。

❀ 人参炖莲子

[材料] 人参、莲子各10克，冰糖30克。
[做法] 将上述材料水煎取汁。
[用法] 每日1次，连服3日。
[功效] 适合低血压患者。

阿胶糯米粥

[材料] 阿胶10克，糯米50克。

[做法] 将糯米淘洗干净后放入锅中，加适量水煮成粥，粥将熟时放入阿胶，及时搅拌，煮至粥黏稠、胶化。

[用法] 早、晚各服1次。

[功效] 可缓解低血压症状。

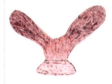

阿胶

鹿茸粉方

[材料] 鹿茸粉3～6克。

[做法] 将0.3克鹿茸粉灌入胶囊。

[用法] 早晨空腹服用，每日1粒，连服10～20日。

[功效] 有助于低血压患者恢复正常血压。

鹿茸

陈皮核桃甘草汤

[材料] 陈皮15克，核桃仁20克，甘草6克。

[做法] 将上述材料水煎取汁。

[用法] 每日2次，每次1剂，连服3日。

[功效] 对低血压有疗效。

陈皮

枸杞子酒

[材料] 枸杞子200克，白糖300克，白酒2000毫升。

[做法] 将前2种材料放入白酒中浸泡，在阴凉处放置2个月（不能放入冰箱内）。

[用法] 睡前饮用20毫升。

[功效] 对低血压有很好的疗效。

人参粥

[材料] 人参3克（或党参10克），粳米100克，冰糖适量。

[做法] 将人参（或党参）研成细末，与粳米加水煮成粥，调入冰糖。

[用法] 每日1剂，分2～3次服用。

[功效] 大补元气、益血生津，可缓解低血压症状。

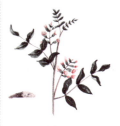

甘草

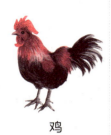

鸡

✿ 当归川芎鸡

[材料] 鸡肉250克，当归30克，川芎5克。

[做法] 将上述材料放入蒸锅中蒸熟。

[用法] 每日1次，连服3日。

[功效] 补益气血，可缓解低血压症状。

✿ 当归生姜炖瘦羊肉

[材料] 当归、生姜各75克，瘦羊肉1000克，大料、桂皮各少许。

[做法] 将上述材料放入锅中，加适量水，用小火炖至瘦羊肉烂熟，捞出药渣。

[用法] 饮汤、食瘦羊肉，每日2次，每次适量。

[功效] 可缓解低血压症状。

[备注] 热性体质者不宜过量服用。

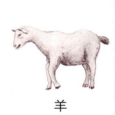

羊

✿ 牛奶红枣粥

[材料] 牛奶500毫升，红枣10颗，粳米60克，蜂蜜30克，淀粉糊20克。

[做法] 将红枣去核、洗净、煮熟，将粳米淘洗干净，将牛奶倒入锅中煮沸，放入红枣、淀粉糊、粳米，边煮边搅拌，粥熟后加入蜂蜜，搅拌均匀。

[用法] 每日1次。

[功效] 补血益气、美容养颜，对预防低血压有一定的辅助作用。

✿ 肝肚粥

[材料] 猪肝、猪肚、粳米各100克，盐、味精各适量。

[做法] 将猪肝、猪肚用碱洗净，放入锅中煮熟，捞出；将粳米淘洗干净；将猪肝、猪肚切成细丝，放入锅中，与粳米加水煮成粥，加盐、味精调味。

[用法] 每日1次。

[功效] 适用于低血压。

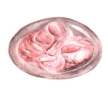

猪肚

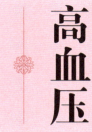

高血压

　　高血压是指以体循环动脉压力增高为主要表现的临床综合征，是常见的心血管疾病。年龄、职业、环境及肥胖，高脂、高钠饮食，嗜酒、吸烟等因素均可导致高血压。在日常生活中，上班族应注意保养。以下偏方不但对高血压有很好的疗效，而且方便实用，上班族可以用它们辅助降低血压。

三草汤

[材料] 夏枯草、龙胆各12克，益母草9克，白芍、甘草各6克。

[做法] 将上述材料水煎取汁。

[用法] 每日1剂，分2次服用。

[功效] 清热平肝、降压。

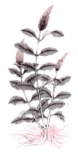

夏枯草

四味降压方

[材料] 黄精20克，夏枯草、益母草、车前草、豨莶草各15克。

[做法] 先将上述材料用水浸泡30分钟，再放入锅中煎30分钟，每剂煎2次，将2次煎出的药汁混合均匀。

[用法] 每日1剂，分2次服用，早、晚各服用1次。

[功效] 清热平肝、通经利尿、降压。

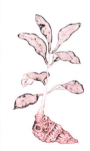

黄精

山楂冰糖茶

[材料] 山楂50克，冰糖30克。

[做法] 将山楂洗净、去核，将冰糖捣碎，将二者一同放入砂锅中水煎取汁。

[用法] 代茶饮用，每日1剂。

[功效] 山楂的酸甘搭配冰糖的清甜，不仅口感好，还具有扩张血管、降压降脂的功效。

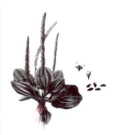

车前草

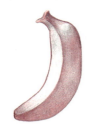

香蕉

🏵 香蕉蜂蜜茶

[材料] 香蕉50克，绿茶、蜂蜜各适量。

[做法] 将绿茶放入杯中，用开水泡好；将香蕉捣烂，放入等量的茶水中，加适量蜂蜜。

[用法] 代茶温饮。

[功效] 清热解毒、润肺滑肠、降压，适用于高血压及其并发症，如动脉粥样硬化、冠心病等。

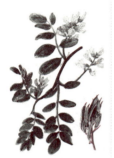

黄芪

🏵 七物降下汤

[材料] 当归、芍药、川芎、地黄各4克，黄柏2克，黄芪、钩藤各3克。

[做法] 将上述材料水煎取汁。

[用法] 每日1剂，分3次服用。

[功效] 养血理血、行气补血、滋补肝肾、息风止痉，适用于高血压，症见头昏眼花、疲倦乏力、面色无华、舌质淡、脉细弱。

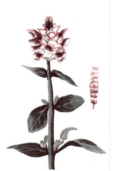

夏枯草

🏵 夏枯草苦丁茶

[材料] 夏枯草30克，苦丁茶15克，决明子12克，菊花3~5朵。

[做法] 将前3种材料水煎取汁，用药汁冲泡菊花。

[用法] 代茶饮用，每日1剂。

[功效] 清热开郁、散风化结，适用于肝郁化火、风阳上扰型高血压。

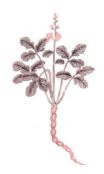

黄连

🏵 黄连解毒汤

[材料] 黄连、黄柏各1克，黄芩3克，栀子1~3克。

[做法] 将上述材料水煎取汁。

[用法] 每日1剂，分3次服用。

[功效] 泻火解毒，适用于高血压，症见面红烦躁、喜喝冷饮、头昏眼花、舌红苔黄、脉数有力。

❀ 山楂白术茶

[材料] 山楂25克，白术15克。

[做法] 将上述材料一同放入砂锅中，加适量水，煎沸后继续煎20分钟左右，去渣取汁。

[用法] 代茶温饮，每日1剂，药渣可再次使用。

[功效] 适合胃纳欠佳、面色萎黄、神疲乏力的高血压患者。

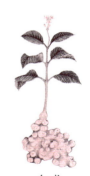

白术

❀ 芹菜汁

[材料] 芹菜250克。

[做法] 将芹菜连根、叶一起洗净、切碎，放入榨汁机中，加适量温水榨成汁。

[用法] 每日1剂，分2次服用，当日服完。

[功效] 降压、软化血管。

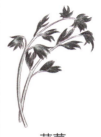

芹菜

❀ 芝麻冰糖蒸莲藕

[材料] 鲜莲藕250克，生芝麻500克，冰糖500克。

[做法] 将鲜莲藕洗净后切成条或片，将生芝麻压碎后放入莲藕条或莲藕片中，加冰糖，上锅蒸熟，分成5份，晾温后食用。

[用法] 每日1份，5日为1个疗程。

[功效] 有一定的降压功效。

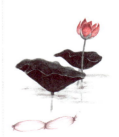

莲藕

❀ 香蕉皮菠菜汁

[材料] 香蕉皮、夏枯草各30克，菠菜50克。

[做法] 将上述材料水煎取汁。

[用法] 每日1剂，分2次服用。

[功效] 对高血压有一定的疗效。

🌿 专家小课堂

盐有收缩血管的作用，高血压患者应该严格控制盐的摄入量，以3～5克/日为宜。

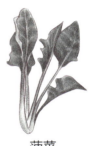

菠菜

高脂血症

高脂血症首先与饮食有关，因为饮食是血脂的主要来源，食用过多的动物油脂会使血液中的胆固醇升高，血脂也会升高；其次与精神因素有关，紧张的脑力劳动会使血液中的胆固醇升高；最后与内分泌因素有关，垂体激素、肾上腺皮质激素、甲状腺素、性激素等会影响脂肪代谢。上班族患高脂血症大多是由前两类因素导致的，上班族可以用以下降脂降压的偏方来调理。

❀ 加味乌龙茶

[材料] 冬瓜皮、槐角各18克，何首乌30克，山楂肉15克，乌龙茶3克。

[做法] 将前4种材料水煎取汁，用药汁冲泡乌龙茶。

[用法] 代茶频饮，每日1剂。

[功效] 利尿、降脂，适用于高脂血症。

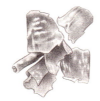

冬瓜皮

❀ 菊花决明子糯米粥

[材料] 菊花30克，决明子10克，糯米100克，白糖适量。

[做法] 将决明子微炒后水煎取汁，加糯米煮成粥，粥熟后放入菊花，继续煮10分钟，加白糖调味。

[用法] 每日1剂，分2次服用。

[功效] 降脂降压、清肝明目。

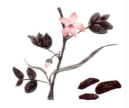

决明子

❀ 二根茶

[材料] 山楂根、茶树根、荠菜花、玉米须各10克。

[做法] 将前2种材料碾成粗末，将后2种材料切碎，将所有材料水煎取汁。

[用法] 代茶频饮，每日1剂。

[功效] 降脂降糖、利尿化浊，适用于高脂血症。

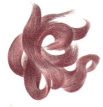

玉米须

荷叶茶

[材料] 鲜荷叶1～2片。

[做法] 将鲜荷叶水煎取汁。

[用法] 代茶饮用。

[功效] 适用于高脂血症。

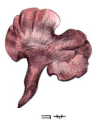

灵芝

灵芝决明子汤

[材料] 灵芝、山楂各9克，决明子、泽泻各10克，赤芍12克。

[做法] 将上述材料水煎取汁。

[用法] 每日1剂，分2次服用。

[功效] 通便、降脂。

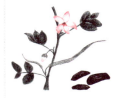

决明子

山楂白菊花茶

[材料] 山楂、白菊花各10克。

[做法] 用开水冲泡上述材料。

[用法] 代茶频饮，每日1剂。

[功效] 清热降脂、清导通滞，适用于高脂血症。

山楂香橙露

[材料] 山楂肉30克，香橙2个，荸荠淀粉10克，白糖60克。

[做法] 将山楂肉洗净后放入砂锅中，加2碗水煎煮，用纱布去渣取汁；将香橙洗净、去皮、去籽、捣烂，用纱布去渣取汁；将山楂汁和香橙汁调匀、煮沸，加入白糖，待白糖溶化后用荸荠淀粉勾芡。

[用法] 餐后适量饮用。

[功效] 对高脂血症有一定的疗效。

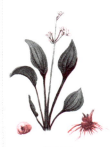

泽泻

山楂枸杞子茶

[材料] 山楂、枸杞子各20克。

[做法] 将上述材料放入瓷杯中，用沸水冲泡，温浸10分钟。

[用法] 代茶频饮，每日1剂。

[功效] 滋补肝肾、益精明目、健胃消食，有一定的降脂降压作用。

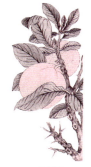

香橙

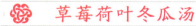
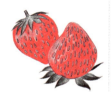

草莓

草莓荷叶冬瓜汤

[材料] 草莓100克，山楂30克，荷叶、冬瓜皮、冬瓜子各10克。

[做法] 将上述材料水煎取汁。

[用法] 每日1剂，分2次服用。

[功效] 消食降脂、清热利水，适用于高脂血症。

樱桃菠萝汁

[材料] 樱桃10颗，菠萝1/8个，酸奶2瓶。

[做法] 将前2种材料洗净、切片，先与第一瓶酸奶一起倒入榨汁机中榨成汁，再倒入第二瓶酸奶，继续搅打。

[用法] 每日1次。

[功效] 可降低血液中的胆固醇，缓解高脂血症。

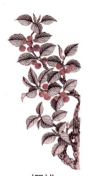

樱桃

水蛭降脂散

[材料] 水蛭150克。

[做法] 将水蛭烘干后研成细末。

[用法] 每晚用开水冲泡3~5克，30日为1个疗程。

[功效] 破血逐瘀、化浊降脂，适用于高脂血症。

莲藕点心

[材料] 莲藕4节，绿豆200克，胡萝卜120克，白糖适量。

[做法] 将绿豆洗净，浸泡30分钟后沥干；将胡萝卜洗净、捣成泥；将绿豆和胡萝卜泥调匀，加适量白糖，塞入藕洞内，塞满为止，放入锅中煮熟。

[用法] 当作点心食用。

[功效] 适合高脂血症患者。

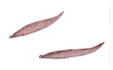

水蛭

萆薢方

[材料] 萆薢450克。

[做法] 将萆薢研成细末。

[用法] 用温水送服，每日3次，每次5克，30日为1个疗程。

[功效] 利湿去浊，适用于高脂血症。

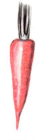

胡萝卜

香菇红枣汤

[材料] 香菇50克，红枣20颗，红糖适量。

[做法] 将前2种材料加适量水煮熟，加入适量红糖，继续煮片刻。

[用法] 每日1剂，分2次服用。

[功效] 经常服用本方可降脂降压、补脾和胃。

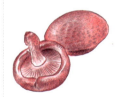

香菇

桃花方

[材料] 鲜桃花3朵。

[做法] 将鲜桃花阴干后研成细末。

[用法] 空腹服用，每日3次，每次1剂。

[功效] 适用于高脂血症。

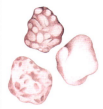

桃花

苦瓜绿茶

[材料] 苦瓜200克，绿茶3克。

[做法] 将苦瓜洗净后剖开、去瓤，填入绿茶，闭合后挂在通风处阴干，阴干后连同绿茶一起切碎，每次取10克，用沸水冲泡30分钟。

[用法] 代茶饮用。

[功效] 平肝降压、降糖降脂。

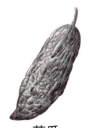

苦瓜

西柚杨梅汁

[材料] 西柚半个，杨梅15颗。

[做法] 将西柚去皮、去籽、撕碎，将杨梅洗净、去核，将二者一起放入榨汁机中，倒入适量凉白开榨成汁。

[用法] 每日1次。

[功效] 降脂减肥。

泽泻方

[材料] 泽泻15克。

[做法] 将泽泻水煎取汁。

[用法] 每日1剂，分3次服用，1个月为1个疗程。

[功效] 适用于阴虚燥热引起的高脂血症。

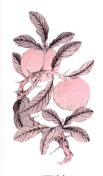

西柚

脂肪肝

脂肪肝是指由于各种原因引起的肝细胞内脂肪堆积过多的病变。一般而言，脂肪肝属于可逆性疾病，及早诊断并及时治疗常可恢复正常。引发脂肪肝的常见、重要原因是营养过剩，即脂肪和糖摄入过量。上班族在治疗脂肪肝的过程中必须从控制饮食入手，以减轻体重为原则，注意营养的合理搭配，采用科学的食疗方法，也可通过以下偏方进行调理。

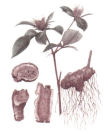

白术

降脂疏肝饮

[材料] 绞股蓝30克，白术、丹参、山楂各15克，葛根、郁金、枳壳、泽泻各10克，枸杞子12克。

[做法] 将上述材料水煎取汁。

[用法] 每日1剂，分2次服用。

[功效] 对脂肪肝有一定的疗效。

金钱草砂仁鱼

[材料] 金钱草、车前草各60克，砂仁10克，鲤鱼1条，盐、姜各适量。

[做法] 将鲤鱼去鳞、鳃、内脏，和金钱草、车前草、砂仁加水同煮，待鲤鱼熟后加盐、姜调味。

[用法] 佐餐服用。

[功效] 养阴润燥、降脂减肥。

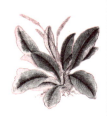

车前草

猪脊骨海带汤

[材料] 海带丝、猪脊骨各适量，盐、醋、味精、胡椒粉各少许。

[做法] 将海带丝洗净后蒸一下；将猪脊骨加水炖汤，开锅后撇去浮沫，放入海带丝炖烂，加盐、醋、味精、胡椒粉调味。

[用法] 佐餐服用，饮汤、食海带丝。

[功效] 对脂肪肝有辅助治疗作用。

鲤鱼

当归郁金楂陈饮

[材料] 红花10克，山楂50克，当归、郁金各30克，陈皮12克。

[做法] 将上述材料水煎取汁。

[用法] 每日1剂，分2次服用。

[功效] 降脂解毒，对脂肪肝有一定的疗效。

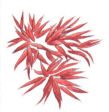

红花

银杏叶茶

[材料] 银杏叶5克。

[做法] 将银杏叶洗净、切碎，用沸水冲泡，加盖闷泡30分钟。

[用法] 代茶饮用，每日1剂。

[功效] 降脂化浊、清热解毒。

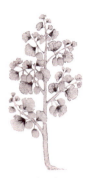

银杏

芹菜黄豆汤

[材料] 鲜芹菜100克，黄豆20克。

[做法] 将鲜芹菜洗净、切成小段，将黄豆用水泡胀，向锅中加适量水，将芹菜段和黄豆煮熟。

[用法] 饮汤、食材料，每日2次，连服3个月。

[功效] 降脂。

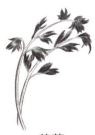

芹菜

兔肉煨山药

[材料] 兔肉500克，山药50克。

[做法] 将兔肉洗净、切块，与山药加水煨至烂熟。

[用法] 饮汤、食兔肉。

[功效] 适用于脂肪肝。

灵芝河蚌肉汤

[材料] 灵芝20克，河蚌肉250克，冰糖60克。

[做法] 将河蚌肉洗净，将灵芝放入砂锅中加水煎煮大约1小时，去渣取浓汁，放入河蚌肉一起煮熟，加入冰糖。

[用法] 饮汤、食河蚌肉。

[功效] 适用于脂肪肝。

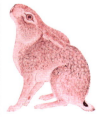

兔

❀ 山楂龙井茶

[材料] 山楂、龙井茶各5克，陈皮少许。

[做法] 将上述材料放入200毫升冷矿泉水中浸泡4小时以上。

[用法] 代茶频饮。

[功效] 降脂、降胆固醇，可预防脂肪肝。

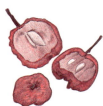

山楂

❀ 茵陈茶

[材料] 茵陈15克。

[做法] 将茵陈水煎取汁。

[用法] 代茶饮用，每日1剂，1个月为1个疗程。

[功效] 适用于脂肪肝。

❀ 柴胡白芍汤

[材料] 柴胡5克，白芍2克，红花1克，燕麦半碗。

[做法] 将前3种材料放入150毫升热水中，加盖闷泡5分钟，去渣取汁，将药汁倒入燕麦中，充分搅拌后煮汤。

[用法] 当作早餐食用。

[功效] 适用于脂肪肝。

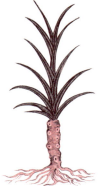

柴胡

❀ 绿豆薏苡仁粥

[材料] 绿豆、薏苡仁各1汤匙，蜂蜜少许。

[做法] 将浸泡过的绿豆和薏苡仁放入锅中，加适量水，先用大火煮开，再用小火煮熟，关火，待粥晾温后依个人口味放少许蜂蜜调味。

[用法] 每日1次。

[功效] 适用于脂肪肝。

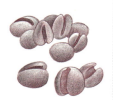

薏苡仁

❀ 菠菜鸡蛋汤

[材料] 菠菜200克，鸡蛋2个，盐、味精各适量。

[做法] 将菠菜洗净后放入锅中煸炒，加适量水，煮沸后打入鸡蛋，加盐、味精调味。

[用法] 佐餐服用。

[功效] 适用于脂肪肝。

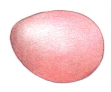

鸡蛋

糖尿病患者发病时的症状多种多样，典型症状是"三多一少"，即多尿、多饮、多食和体重减少，还可能伴有疲乏、倦怠，因抵抗力降低而容易合并多种感染。患糖尿病的上班族一定要合理调整作息时间，规律饮食，积极配合治疗，同时可通过以下滋阴生津、健脾利湿的偏方进行调理。

糖尿病

❀ 天花粉枸杞子汤

[材料] 天花粉、枸杞子各30克，淮山120克。

[做法] 将淮山洗净后放入锅中蒸熟，将天花粉、枸杞子加水煎汤，用药汤送服淮山。

[用法] 每日2次，1个月为1个疗程。

[功效] 滋阴生津、降糖止渴，适用于糖尿病。

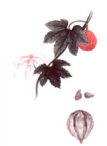

栝楼

❀ 海带玉米须汤

[材料] 海带30克，玉米须150克。

[做法] 将海带泡发、切丝，将玉米须洗净后装入纱布袋内并扎紧袋口，将二者一同放入砂锅中，加水，用大火煮30分钟，取出纱布袋。

[用法] 直接饮用。

[功效] 适用于糖尿病。

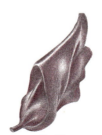

海带

❀ 乌梅四物汤

[材料] 乌梅5个，当归身（炒）、生地各25克，白芍、熟地、天花粉各15克。

[做法] 将上述材料加水煎汤。

[用法] 每日1剂，分2次服用。

[功效] 滋阴、降火、消渴。

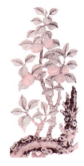

乌梅

蕹菜

❀ 蕹菜玉米须饮

[材料] 蕹菜60克,玉米须30克。

[做法] 将上述材料水煎取汁。

[用法] 直接饮用,每日2~3次,每次1剂。

[功效] 适用于糖尿病。

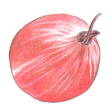

南瓜

❀ 南瓜汤

[材料] 鲜南瓜250~500克。

[做法] 将鲜南瓜加水煮熟。

[用法] 每日1剂,分1~2次服用。

[功效] 适用于糖尿病。

❀ 菠菜根粥

[材料] 鲜菠菜根250克,鸡内金10克,粳米适量。

[做法] 将鲜菠菜根洗净、切碎,与鸡内金加水煮30分钟,放入淘洗干净的粳米煮成粥。

[用法] 每日1次。

[功效] 止渴、润肠。

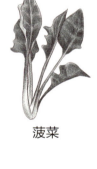

菠菜

❀ 天花粉葛根汤

[材料] 天花粉50克,葛根30克,生地、麦冬各15克,甘草、五味子各6克。

[做法] 将上述材料加水煎汤。

[用法] 每日1剂,分2次服用。

[功效] 生津止渴。

❀ 海蛤壳方

[材料] 海蛤壳12克。

[做法] 将海蛤壳洗净、烘干后研成细末。

[用法] 用温水送服,每日1剂,分2~3次服用。

[功效] 适用于糖尿病引起的口渴饮水不止。

葛根

清蒸茶鲫鱼

[材料] 鲫鱼500克，绿茶适量。

[做法] 将鲫鱼去鳃、内脏后洗净，将鱼腹内塞满绿茶，放入盘中，上锅清蒸至熟透。

[用法] 食鱼肉（不放盐），每日1次。

[功效] 适用于糖尿病引起的口渴。

鲫鱼

土茯苓炖猪脊骨

[材料] 猪脊骨500克，土茯苓100克。

[做法] 将猪脊骨加适量水炖至剩3碗汤，去骨、皮、浮油，放入土茯苓，继续炖至剩2碗汤。

[用法] 佐餐服用，每日1剂。

[功效] 健脾利湿。

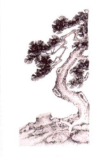

茯苓

蚕蛹方

[材料] 蚕蛹30克，酒适量。

[做法] 将上述材料加水同煮，捞出蚕蛹后煎汁。

[用法] 温服，每日1次。

[功效] 适用于糖尿病引起的心神烦乱。

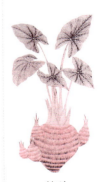

熟芋头方

[材料] 芋头200克。

[做法] 将芋头洗净后放入锅中，加适量水煮熟。

[用法] 直接服用，每日1剂，分1~3次服用。

[功效] 适用于糖尿病。

芋头

竹笋粥

[材料] 鲜竹笋1个，粳米100克。

[做法] 将鲜竹笋去皮、洗净、切片，与淘洗干净的粳米加水煮成粥。

[用法] 每日2次，每次1剂。

[功效] 适用于糖尿病。

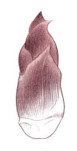

竹笋

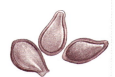

南瓜子

南瓜子方

[材料] 南瓜子50克。

[做法] 将南瓜子炒熟后水煎取汁。

[用法] 每日1次。

[功效] 适用于糖尿病。

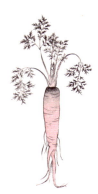

胡萝卜

麦冬茶

[材料] 鲜麦冬全草50克。

[做法] 将鲜麦冬全草切碎后水煎取汁。

[用法] 代茶饮用，每日1剂。

[功效] 适用于糖尿病。

胡萝卜粥

[材料] 鲜胡萝卜适量，粳米60克。

[做法] 将鲜胡萝卜洗净、切碎，与淘洗干净的粳米按常规的方法加水煮成粥。

[用法] 早、晚各服1次，每次1剂。

[功效] 适用于糖尿病。

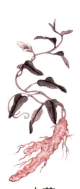

山药

山药炖猪肚

[材料] 猪肚、山药块各适量，盐少许。

[做法] 将猪肚煮熟、切片，放入锅中，与山药块一同炖至烂熟，加少许盐调味。

[用法] 空腹服用，每日1次。

[功效] 适用于糖尿病引起的多尿。

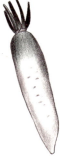

白萝卜

白萝卜方

[材料] 白萝卜150克。

[做法] 将白萝卜洗净、切片后绞汁。

[用法] 直接饮用，每日1次。

[功效] 适用于糖尿病引起的口干。

山药方

[材料] 山药200克。

[做法] 将山药洗净后蒸熟。

[用法] 餐前顿服，每日2次，每次1剂。

[功效] 可改善糖尿病引起的口渴、尿多、容易饥饿。

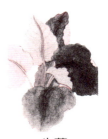

牛蒡

牛蒡根叶茶

[材料] 牛蒡根、牛蒡叶各适量。

[做法] 将上述材料洗净后加水煮熟。

[用法] 代茶饮用。

[功效] 适用于糖尿病。

桑螵蛸方

[材料] 桑螵蛸60克。

[做法] 将桑螵蛸研成细末。

[用法] 用温水冲服，每日3次，每次6克。

[功效] 适用于糖尿病引起的口渴、尿多。

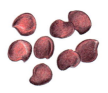

沙苑子

沙苑子方

[材料] 沙苑子15克。

[做法] 将沙苑子水煎取汁。

[用法] 晚餐后服用，每日1剂。

[功效] 适用于糖尿病。

西瓜皮方

[材料] 西瓜皮200克，盐适量。

[做法] 在西瓜皮上保留少许红瓤，削去绿色的硬皮后切成小块，放入锅中炒熟，加盐调味。

[用法] 每周2~3次，每次1剂。

[功效] 适用于糖尿病、高血压。

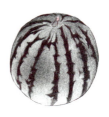

西瓜

痛风

中医认为，痛风多由平时过食膏粱厚味，以致湿热内蕴，兼因外感风邪，侵袭经络，气血不能畅通，以致局部灼热、红肿，功能障碍，甚至气滞血瘀，经络阻塞，而致关节畸形。患痛风的上班族在日常饮食中一定要注意节制，同时可以用以下偏方辅助治疗。

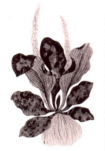

车前

川木通方

[材料] 川木通60克。

[做法] 将川木通研成细末后水煎取汁。

[用法] 顿服（2小时后出现红疹为正常现象）。

[功效] 适用于痛风。

雷公藤根叶方

[材料] 雷公藤根、雷公藤叶各适量。

[做法] 将上述材料洗净后捣烂。

[用法] 将药膏敷于患处，30分钟后洗净。

[功效] 对以关节疼痛为主要症状的痛风患者有效。

茶

车前子茶

[材料] 车前子、绿茶各适量。

[做法] 将车前子水煎取汁，用药汁冲泡绿茶。

[用法] 代茶饮用，每日2次，每次40～100毫升。

[功效] 适用于痛风。

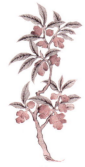

五倍子叶方

[材料] 五倍子叶、桐油各适量。

[做法] 将五倍子叶洗净后捣烂，加桐油炒热，装入布包内。

[用法] 用布包揉患处。

[功效] 适用于痛风。

五倍子

❀ 黄花菜根方

[材料] 鲜黄花菜根30克，黄酒适量。

[做法] 将鲜黄花菜根水煎取汁。

[用法] 冲入黄酒温服，每日1次。

[功效] 可缓解痛风引起的关节疼痛、红肿。

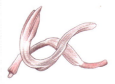

黄花菜

❀ 蒲公英粥

[材料] 鲜蒲公英30克，粳米50克，冰糖适量。

[做法] 将鲜蒲公英连根洗净、切碎，加水煎取200毫升浓汁，放入粳米煮成粥，加冰糖调味。

[用法] 温服，每日2次，每次1剂，3～5日为1个疗程。

[功效] 清热解毒，适用于湿热蕴结型痛风。

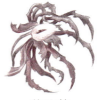

蒲公英

❀ 何首乌粥

[材料] 何首乌粉25克，粳米50克，白糖适量。

[做法] 将粳米加水煮成粥，待粥半熟时放入何首乌粉，边煮边搅拌，待粥黏稠时调入白糖。

[用法] 每日1剂，分2次服用，早、晚各服用1次。

[功效] 适用于肝肾亏虚型痛风。

❀ 牛膝茎叶粥

[材料] 牛膝茎叶20克，粳米100克。

[做法] 将牛膝茎叶放入锅中，加200毫升水，煎至剩100毫升水，去渣取汁，加入粳米和500毫升水煮成稀粥。

[用法] 早、晚趁热顿服，10日为1个疗程。

[功效] 补益肝肾，适用于肝肾两虚型痛风。

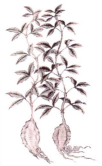

何首乌

❀ 仙人掌方

[材料] 仙人掌适量。

[做法] 将仙人掌洗净后捣烂。

[用法] 将药膏敷于患处（1～2毫米厚），每日1次。

[功效] 适用于急性痛风性关节炎。

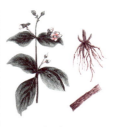

牛膝

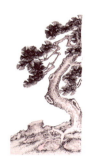

茯苓

🏵 茯苓粥

[材料] 茯苓粉15克，粳米30克。

[做法] 将粳米加适量水煮成粥，待粥将熟时放入茯苓粉。

[用法] 每日1剂，分2次服用，早、晚各服用1次。

[功效] 健脾化湿，适用于湿热蕴结型痛风。

🏵 腹水草方

[材料] 腹水草30克。

[做法] 将腹水草水煎取汁。

[用法] 空腹服用，每日1剂，分2次服用。

[功效] 祛风败毒、行气活血，适用于痛风。

🏵 鲜芦荟汁

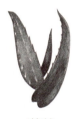

芦荟

[材料] 鲜芦荟适量。

[做法] 将鲜芦荟洗净、剖开、取汁。

[用法] 将芦荟汁敷于患处，先用塑料薄膜覆盖，再用胶布固定。若同时服用芦荟汁，则效果更佳。

[功效] 可缓解痛风发作时的疼痛。

🏵 威灵仙方

[材料] 威灵仙6~9克。

[做法] 将威灵仙水煎取汁。

[用法] 每日1次。

[功效] 对痛风有很好的疗效。

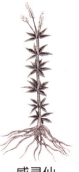

威灵仙

🌿 专家小课堂

◎痛风患者平时可以多吃一些碱性食物，如白菜、油菜、胡萝卜和瓜类蔬菜等。黄绿色蔬菜可以促进尿液中的尿酸溶解，增加尿酸的排出量，有助于维持身体的酸碱平衡。

◎痛风患者应少吃海参、海鱼、紫菜、虾、螃蟹、鱿鱼、墨鱼等海鲜、河鲜，还应少吃盐，少用刺激性强的调味品或香料。

贫血是指人体的血液中红细胞的数量或血红蛋白的含量低于正常的数值。贫血的原因很多，失血、溶血、缺铁、造血功能障碍等都可能造成贫血。在我国，缺铁性贫血的女性患者比较常见。一些女性为了保持苗条的身材，选择节食或素食，久而久之就出现了缺铁性贫血。以下偏方对缓解贫血症状有很好的效果。

贫血

姜枣红茶

[材料] 生姜10克，红枣25~30克，红茶0.5~1.5克，蜂蜜适量。

[做法] 将红枣煮熟、晾干，将生姜切片、炒干后加入蜂蜜，炒至微黄，和红枣、红茶一起用沸水冲泡5分钟。

[用法] 代茶温饮，每日1剂。

[功效] 健脾补血，贫血的女性患者可经常饮用。

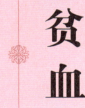

花生

补血花生粥

[材料] 花生仁50克（不去红衣），淮山30克，粳米100克，冰糖适量。

[做法] 将前2种材料洗净、捣成泥，将粳米淘洗干净，一起放入锅中加水煮成粥，粥熟后加入冰糖调匀。

[用法] 每日1次。

[功效] 适用于贫血。

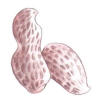

红枣黑豆汁

[材料] 红枣60克，黑豆100克。

[做法] 将上述材料水煎取浓汁。

[用法] 饮汁、食材料。

[功效] 补中益气、养血补肾，可提高抵抗力，适用于各种贫血。

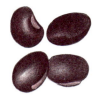

黑豆

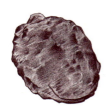

熟地

红薯粥

[材料] 红薯300克，粳米500克，白糖适量。

[做法] 将红薯洗净、去皮、切块，与粳米加水煮成粥，粥熟后依个人口味加适量白糖。

[用法] 佐餐服用。

[功效] 健脾补胃、补虚强体，适用于体弱贫血、脾胃消化力差。

熟地红糯米粥

[材料] 熟地10克，红糯米、红糖各适量。

[做法] 将熟地水煎取汁，加入红糯米煮成粥，加红糖调味。

[用法] 每日1剂，分2次服用。

[功效] 适用于肾阴虚型贫血。

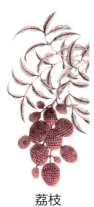

荔枝

黑木耳白糖饮

[材料] 黑木耳20～30克，白糖适量。

[做法] 将黑木耳加水煎汤，与白糖一起冲泡。

[用法] 宜久服，一般3个月为1个疗程。

[功效] 适用于缺铁性贫血。

荔枝干红枣汤

[材料] 荔枝干、红枣各7颗。

[做法] 将上述材料加水煎汤。

[用法] 每日1剂，分2次服用。

[功效] 补养气血，适用于失血性贫血。

红枣

龙眼小米粥

[材料] 龙眼肉30克，小米100克，红糖适量。

[做法] 将前2种材料加水煮成粥，粥熟后加红糖。

[用法] 空腹服用，每日2次。

[功效] 补血、养心、安神，适用于贫血、健忘、惊悸、失眠。

🌸 党参蒸鸡蛋

[材料] 党参50克，鸡蛋2个。

[做法] 将党参切细，与鸡蛋一起搅拌均匀，蒸熟。

[用法] 每日1剂，连服7日。

[功效] 适用于贫血引起的眩晕。

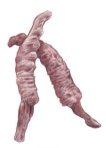

党参

🌸 龙眼红枣养血茶

[材料] 龙眼肉、红枣各3颗。

[做法] 将红枣洗净、去核、切碎，与龙眼肉一起放入杯中，用沸水冲泡，加盖闷泡15～20分钟，去渣取汁。

[用法] 每剂泡1次，代茶饮用，最好将材料一同嚼服。

[功效] 对心脾两虚、气血不足所致的贫血、面色苍白有较好的疗效。

鸡蛋

🌸 何首乌乌龙茶

[材料] 何首乌30克，桑葚9克，枸杞子10克，乌龙茶适量。

[做法] 将上述材料一同放入砂锅中，加适量水煎沸20分钟，去渣取汁。

[用法] 代茶温饮，每日1～2剂，药渣可再次使用。

[功效] 滋阴补血、平补肝肾。

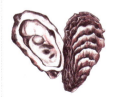

牡蛎

🌸 牡蛎肉方

[材料] 牡蛎肉25克。

[做法] 将牡蛎肉洗净后加水煎煮。

[用法] 顿服，饮汤、食牡蛎肉。

[功效] 适用于贫血、盗汗、神经衰弱。

🌸 肉苁蓉方

[材料] 肉苁蓉300克。

[做法] 将肉苁蓉研成细末。

[用法] 用温水送服，每日3次，每次5克，2个月为1个疗程。

[功效] 适用于虚劳贫血。

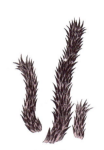

肉苁蓉

111

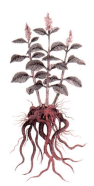

丹参

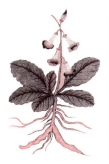

生地

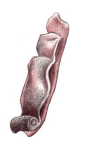

猪肚

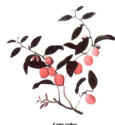

红枣

❀ 丹参茶

[材料] 丹参5克。

[做法] 将丹参切成薄片，用开水冲泡。

[用法] 代茶饮用。

[功效] 活血养血、养心安神。

❀ 生地蜂蜜饮

[材料] 生地2500克，蜂蜜1000克。

[做法] 将生地洗净、捣烂后取汁，倒入砂锅中，用小火煎沸2~3次，加入蜂蜜，将药汁煎成饴糖状。

[用法] 每日3次，每次1汤匙。

[功效] 适用于贫血。

❀ 龙眼饮

[材料] 龙眼肉100克，白糖适量。

[做法] 将龙眼肉放入开水锅中，用小火炖30分钟左右，加入白糖调味。

[用法] 每日1剂。

[功效] 益气养血、滋阴补虚。

❀ 猪肚方

[材料] 猪肚1个。

[做法] 将猪肚洗净、去脂、烘干、捣碎后研成细末。

[用法] 用温水送服，每日2次，每次15克，连服1个月。

[功效] 可缓解恶性贫血。

❀ 益母草花饮

[材料] 益母草花10克，红枣10颗，白糖适量。

[做法] 将上述材料水煎取汁。

[用法] 佐餐服用。

[功效] 适用于体虚、贫血。

✿ 何首乌红枣粥

[材料] 何首乌60克，红枣10颗，粳米100克，冰糖适量。

[做法] 将何首乌水煎取浓汁，与粳米、红枣、适量冰糖一同煮成粥。

[用法] 佐餐服用。

[功效] 益肾补肝、养血理虚。

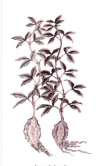

何首乌

✿ 黄芪红枣粥

[材料] 黄芪30克，红枣10颗，粳米100克，陈皮适量。

[做法] 将黄芪水煎取浓汁，与粳米、红枣一同煮成粥，放入陈皮后煮沸。

[用法] 每日1次。

[功效] 补血益气、健脾养胃。

✿ 山药方

[材料] 山药50克。

[做法] 将山药洗净、捣烂后水煎取汁。

[用法] 每日1剂，分2次服用。

[功效] 适用于心脾两虚型贫血，症见面色无华、头晕乏力、心悸气短、食欲不振。

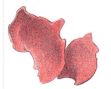

陈皮

🌿 专家小课堂

◎烟有抑制造血的作用，贫血患者要忌烟。另外，贫血患者也不能喝浓茶。

◎贫血患者的起居要有规律，适当活动，切勿劳累，少去人群密集的地方。

◎贫血患者的饮食要高营养、易消化，多吃富含铁元素的食物；合理烹调、适量食用鸡蛋、瘦肉、鱼、虾、豆腐、蔬菜，饮食不可过于油腻、辛辣；对于主食，要合理搭配粗粮和细粮。

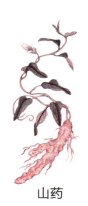

山药

消化性溃疡

消化性溃疡又被称为溃疡病，是一种常见的慢性全身性疾病，分为胃溃疡和十二指肠溃疡。本病多由饮食不节、服药不当、脾胃受损、情志不舒、肝气犯胃、劳倦过度、损伤脾气，导致脾胃功能失调而发。经常应酬、喝酒的上班族如果有消化性溃疡，就一定要合理调整饮食，可用以下利脾胃的偏方进行调理。

花生牛奶汤

[材料] 花生仁50克，牛奶200毫升，蜂蜜30克。

[做法] 将花生仁放入清水中浸泡30分钟，取出后捣烂，将牛奶煮沸，加入捣烂的花生仁，继续煮沸，倒出后晾凉，调入蜂蜜。

[用法] 睡前服用，每日1剂。

[功效] 对胃溃疡有较好的疗效。

花生

土豆末方

[材料] 土豆2000克。

[做法] 将土豆去芽根、切碎、捣烂后装入布袋内，放入1000毫升清水中反复揉搓，直到搓出一种白色粉质，将浆汁倒入铁锅中，用大火熬开后改用小火，使浆汁变成黑色膜状物，取出后研成细末。

[用法] 餐前用温水送服，每日3次，每次1~2克。

[功效] 对胃溃疡有较好的疗效。

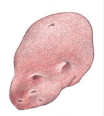

土豆

红薯末方

[材料] 红薯适量。

[做法] 将红薯晒干后研成细末。

[用法] 用温水送服，每日3次，第一日的首次服用120克，以后每次服用60克。

[功效] 适用于消化性溃疡出血。

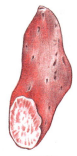

红薯

墨旱莲红枣饮

[材料] 墨旱莲50克，红枣10颗，红糖适量。

[做法] 将墨旱莲和红枣加2碗水，煎至剩1碗水，去渣取汁，加红糖调匀。

[用法] 饮汁、食红枣。

[功效] 滋阴补胃，适用于胃溃疡和十二指肠溃疡。

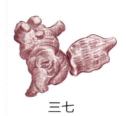

三七

三七核桃茶

[材料] 三七10克，核桃仁10克，蜂蜜20克。

[做法] 将前2种材料研成细末，与蜂蜜一同放入杯中，加入250毫升白开水，搅拌均匀，加盖闷泡5分钟。

[用法] 代茶饮用。

[功效] 适合脾胃虚寒的胃溃疡出血患者。

三七炖瘦猪肉

[材料] 三七适量，瘦猪肉100克。

[做法] 将三七研成细末，取3克与瘦猪肉加水同炖，炖至瘦猪肉熟。

[用法] 饮汤、食瘦猪肉。

[功效] 止血、定痛，适用于胃溃疡出血。

核桃

蜂蜜方

[材料] 蜂蜜100克。

[用法] 每日1剂，早、中、晚餐前分3次服用，10日后增加至每日150～200克。

[功效] 适用于消化性溃疡。

卷心菜汁

[材料] 鲜卷心菜叶适量。

[做法] 将鲜卷心菜叶洗净、捣烂，用洁净的纱布绞汁。

[用法] 餐前温服，每日2次，每次200～300毫升，10日为1个疗程。

[功效] 适用于消化性溃疡。

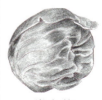

卷心菜

115

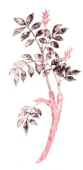

甘草

甘草方

[材料] 甘草适量。

[做法] 将甘草研成细末，用开水调成糊。

[用法] 空腹服用。

[功效] 适用于消化性溃疡。

吴茱萸粥

[材料] 吴茱萸末5克，粳米150克，葱10克，盐3克。

[做法] 将粳米淘洗干净，将葱切成葱花后放入铝锅中，加适量水，用大火煮沸，放入吴茱萸末、粳米，用小火煮10分钟，加盐，搅拌均匀。

[用法] 既可以当作正餐食用，每日1次，每次100克，也可以趁热单独食用。

[功效] 暖脾胃，适用于胃溃疡。

吴茱萸

生珍珠母粉

[材料] 生珍珠母适量。

[做法] 将生珍珠母的内层研成细末。

[用法] 餐后30分钟左右吞服，每日2次，每次2.5克，5周为1个疗程。

[功效] 适用于消化性溃疡。

珍珠母

木瓜方

[材料] 木瓜15克。

[做法] 将木瓜水煎取汁。

[用法] 每日1次。

[功效] 适用于消化性溃疡。

金钱草方

[材料] 金钱草20克。

[做法] 将金钱草水煎取汁。

[用法] 每日1剂，分2次服用。

[功效] 适用于胃溃疡和十二指肠溃疡。

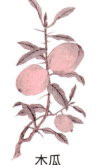

木瓜

🌸 生姜方

[材料] 生姜50克。

[做法] 将生姜洗净、切碎后放入锅中，加400毫升水，煎至剩30毫升水。

[用法] 2日1剂，每日3次。

[功效] 可改善消化性溃疡。

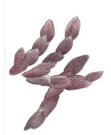

侧柏叶

🌸 侧柏叶方

[材料] 侧柏叶15克。

[做法] 将侧柏叶洗净后放入锅中，加300毫升水，煎至剩150毫升水。

[用法] 每日3次，每次1剂。

[功效] 适用于胃溃疡和十二指肠溃疡出血。

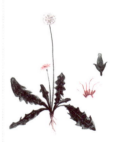

蒲公英

🌸 蒲公英根茶

[材料] 蒲公英根适量。

[做法] 将蒲公英根研成细末后用沸水冲泡。

[用法] 代茶饮用，每日3次，每次2克。

[功效] 适用于消化性溃疡。

🌸 杏仁方

[材料] 杏仁适量。

[做法] 将杏仁放入开水中浸泡24小时，每6小时换一次水，捞出后将杏仁去皮、去尖，炒至微黄。

[用法] 餐后嚼服10粒。

[功效] 适用于消化性溃疡。

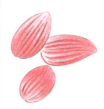

杏仁

🌸 白及牛奶茶

[材料] 白及20克，牛奶250毫升，蜂蜜30克。

[做法] 将白及洗净、切成片，加适量水煮25分钟后捞出，将白及水和牛奶一同倒入锅中煮沸，加入蜂蜜。

[用法] 代茶饮用。

[功效] 养阴、止血、生肌，尤其适合胃溃疡和十二指肠溃疡出血患者。

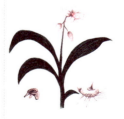

白及

慢性胃炎

慢性胃炎是指不同病因引起的各种慢性胃黏膜炎性病变，是一种常见疾病。慢性胃炎多属于中医的胃痛、痞满、纳差等范畴，在病机上属于胃气上逆。上班族如果经常吃快餐，或者没有养成良好的用餐习惯，不按时吃饭，就容易患慢性胃炎。以下理气、养胃的偏方对慢性胃炎有很好的疗效。

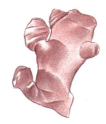

生姜

❀ 玫瑰花佛手茶

[材料] 玫瑰花6克，佛手10克。

[做法] 将上述材料用沸水冲泡5分钟。

[用法] 代茶饮用，每日1剂。

[功效] 理气解郁、和胃止痛。

❀ 生姜陈皮汤

[材料] 生姜、陈皮各9克。

[做法] 将上述材料加水煎汤。

[用法] 每日1剂，分2～3次服用。

[功效] 适用于慢性胃炎之胃痛、呕吐黏液或清水。

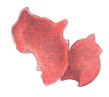

陈皮

❀ 玫瑰花茶

[材料] 玫瑰花10克。

[做法] 将玫瑰花放入杯中，用沸水冲泡。

[用法] 代茶饮用，每日1剂。

[功效] 适用于肝郁气滞型慢性胃炎。

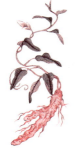

山药

❀ 山药羊奶羹

[材料] 山药末50克，羊奶500毫升，白糖适量。

[做法] 将羊奶煮沸，加入山药末和白糖，搅拌均匀。

[用法] 每日1次。

[功效] 益气养阴、补肾健脾，适用于慢性胃炎、呃逆、反胃。

白胡椒半夏丸

[材料] 白胡椒、半夏各30克。

[做法] 将上述材料一起研成细末，加水制成如绿豆般大小的丸。

[用法] 每日3次，每次10丸。

[功效] 适用于慢性胃炎。

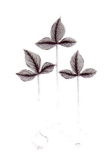

半夏

蒲公英方

[材料] 蒲公英15克，米酒1茶匙。

[做法] 将上述材料水煎2次，将2次煎出的药汁混合均匀。

[用法] 三餐后服用，每次1剂。

[功效] 适用于慢性胃炎。

酸枣根茶

[材料] 酸枣根20克。

[做法] 将酸枣根水煎取汁。

[用法] 代茶饮用，每日1剂。

[功效] 祛瘀止痛，适用于胃络瘀阻型慢性胃炎。

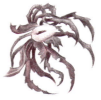

蒲公英

神曲粥

[材料] 神曲10克，粳米30克。

[做法] 将神曲捣碎后水煎取汁，加入粳米煮成稀粥。

[用法] 每日1剂，分2次服用，早、晚温服。

[功效] 适用于慢性胃炎引起的脾胃虚弱、食欲不振、食积难消。

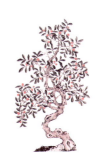

酸枣

蒲公英根煎剂

[材料] 干蒲公英根2克（鲜品6克）。

[做法] 将干蒲公英根放入锅中，加2碗水，煎至剩1碗水，去渣取汁。

[用法] 餐后服用，每日1剂，分2次服用，不可间断，坚持1个月可见效。

[功效] 适用于慢性胃炎。

[备注] 蒲公英根有健胃、解热、发汗、强壮的功效，是民间常用的健胃药。

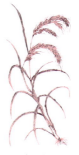

粳米

🌸 玉竹粥

[材料] 鲜玉竹、粳米各60克，冰糖少许。

[做法] 将鲜玉竹洗净、去根须、切碎，水煎取浓汁，加粳米煮成稀粥，调入冰糖。

[用法] 每日1剂，分3～4次服用。

[功效] 适合胃火炽盛或阴虚内热、消谷善饥的胃炎患者。

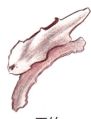

玉竹

🌸 金橘酒

[材料] 金橘250克，黄酒500毫升。

[做法] 将金橘放入黄酒中浸泡2周（封口）。

[用法] 每日2次，每次5毫升。

[功效] 清热、健胃消食，可缓解胃热不和、食滞不化型胃痛。

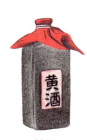

黄酒

🌸 白萝卜蜂蜜方

[材料] 白萝卜500克，蜂蜜150克。

[做法] 将白萝卜洗净、切丁，放入沸水中煮熟，捞出后晾晒半日，放入锅中，加蜂蜜，用小火煮沸，调匀，冷却后装入瓶中。

[用法] 每日3汤匙。

[功效] 适用于慢性胃炎，症见胃部胀痛。

🌸 枸杞子方

[材料] 枸杞子600克。

[做法] 将枸杞子烘干。

[用法] 空腹嚼服，每日2次，每次10克，连服60日。

[功效] 适用于慢性萎缩性胃炎。

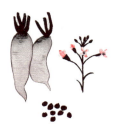

白萝卜

🌸 绿萼梅茶

[材料] 绿萼梅、绿茶各6克。

[做法] 将上述材料用沸水冲泡5分钟。

[用法] 代茶饮用。

[功效] 疏肝理气、和胃止痛。

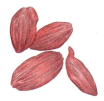

枸杞子

红糖黑芝麻泥

[材料] 红糖500克，黑芝麻250克，九制陈皮2袋。

[做法] 将上述材料混合均匀后研成细末。

[用法] 用温水冲服，每日3次，每次6克。

[功效] 健脾、理气、润燥，适用于慢性胃炎、胃溃疡。

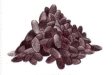

黑芝麻

仙人掌方

[材料] 仙人掌适量。

[做法] 将仙人掌洗净、去毛刺、切片、晒干后研成细末。

[用法] 空腹时用温水送服，每日2次，每次1克。

[功效] 适用于慢性胃炎。

葡萄干方

[材料] 葡萄干20～30粒。

[用法] 餐前嚼服，每日1剂，分3次服用，连服30日。

[功效] 适用于慢性胃炎。

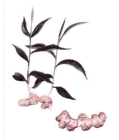

姜

生姜粥

[材料] 生姜9克，粳米100克。

[做法] 先将粳米放入水中浸泡，再用麻纸包5～6层，烧成炭后研成细末；将生姜水煎取汁。

[用法] 用生姜汁冲服粳米炭末6～9克，早、晚各服1次。

[功效] 补中和胃，适用于慢性胃炎。

[备注] 服用本方7日内应以流食为主，忌吃生冷、油腻食物。

砂仁煨猪肚

[材料] 猪肚1个，砂仁末10克，盐、味精各适量。

[做法] 将猪肚洗净、切片，放入锅中加水煮沸，撇去浮沫，放入砂仁末和盐、味精，煨至猪肚烂熟。

[用法] 饮汤、食猪肚，每日2次，每次1小碗。

[功效] 疏肝和中、调和胃气，可辅助治疗肝胃气滞型胃炎。

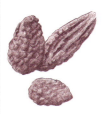

砂仁

121

胃下垂

胃下垂是指由于膈肌悬力不足，支撑内脏器官的韧带松弛或腹压降低，腹肌松弛，导致站立时胃大弯抵达盆腔，胃小弯弧线最低点降至髂嵴连线以下的疾病。中医认为，本病主要由脾胃虚弱或思虑伤脾，使中气下陷所致。上班族久坐，很容易患本病，可以通过以下升阳益胃、补中益气的偏方来调理。

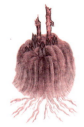

升麻

蓖麻子升麻药饼

[材料] 蓖麻子10克，升麻2克。

[做法] 将蓖麻子加水捣成泥，将升麻研成细末，将二者混合均匀，制成直径2厘米、厚1厘米的药饼。

[用法] 剃去患者百会穴周围2厘米内的头发，敷上药饼并加以固定；向瓶中倒入80℃左右的热水，让患者仰卧，用热水瓶熨烫药饼30分钟。每日3次，药饼可连用5日，10日为1个疗程。

[功效] 对胃下垂有一定的疗效。

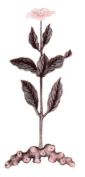

苍术

苍术汤

[材料] 苍术10～15克。

[做法] 将苍术放入锅中后加适量水，先用大火煮沸3分钟，再用小火煮20分钟，取300毫升药汁。

[用法] 每日1剂，少量频饮，3个月为1个疗程。

[功效] 适用于脾虚气陷型胃下垂。

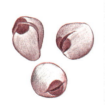

莲子

荷叶蒂莲子羹

[材料] 鲜荷叶蒂4个，莲子60克，白糖1汤匙。

[做法] 将鲜荷叶蒂洗净、对半切开；将莲子洗净，放入开水中浸泡1小时，去皮、去心；将二者放入锅中，加2大碗冷水，用小火慢炖2小时，加白糖，片刻后离火。

[用法] 当作点心佐餐服用。

[功效] 对脾虚气陷、胃虚食滞型胃下垂有一定的疗效。

❀ 猪肚白胡椒汤

[材料] 猪肚250克，白胡椒15克。

[做法] 将猪肚洗净、切片，与白胡椒加水煮熟。

[用法] 每日1剂，分2次服用。

[功效] 适用于胃下垂、胃寒疼痛。

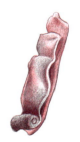

猪肚

❀ 韭菜子蜂蜜饮

[材料] 韭菜子100克，蜂蜜120克。

[做法] 将韭菜子洗净、捣烂，加蜂蜜调匀。

[用法] 用温水送服，每日1剂，分2次服用。

[功效] 适用于胃下垂。

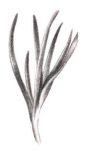

韭菜

❀ 升胃方

[材料] 猪肚1个，白术250克，蜂蜜水或米汤适量。

[做法] 将白术用水浸透，填入洗净的猪肚内，将猪肚两端用线扎紧，放入砂锅中，加适量水煮至猪肚烂熟，将白术取出、晒干后研成细末。

[用法] 将猪肚切片、调味后佐餐服用；空腹时用蜂蜜水或米汤送服白术末，每日3次，每次5克，5日为1个疗程。

[功效] 益气、补中、升提，可改善胃下垂。

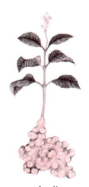

白术

❀ 核桃炖蚕蛹

[材料] 核桃仁100克，蚕蛹50克。

[做法] 将蚕蛹略炒至微黄，与核桃仁一起隔水炖熟。

[用法] 2日1次。

[功效] 适用于中气不足所致的胃下垂。

❀ 龙眼蒸鸡蛋

[材料] 鸡蛋1个，龙眼肉10片。

[做法] 将鸡蛋打入碗中，不要搅散，放入锅中隔水蒸2~3分钟，放入洗净的龙眼肉，隔水蒸10分钟左右。

[用法] 每日1次。

[功效] 对胃下垂有一定的疗效。

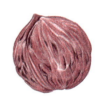

核桃

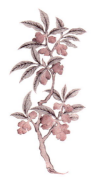

五倍子

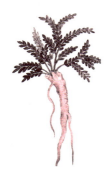

黄芪

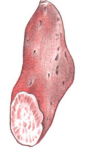

红薯

五倍子热敷方

[材料] 五倍子2克，蓖麻子10克。

[做法] 将上述材料研成细末，加水捣成泥。

[用法] 将药泥敷于脐部，早、中、晚用热水袋热敷脐部，3~4日换1次药。

[功效] 可缓解胃下垂。

黄芪方

[材料] 黄芪500克。

[做法] 将黄芪研成细末。

[用法] 餐前1小时用温水送服，每日3次，每次10克。

[功效] 适用于胃下垂。

甲鱼枳壳汤

[材料] 甲鱼肉250克，炒枳壳20克。

[做法] 将上述材料加水煨汤，煨熟后捞出药渣。

[用法] 饮汤、食甲鱼肉，酌加盐调味。

[功效] 适用于胃下垂、子宫脱垂。

番茄酱红薯方

[材料] 红薯200克，白糖、番茄酱各适量。

[做法] 将红薯洗净、切片，上屉蒸熟后放入盘中；向另一个锅中倒入少许清水煮沸，加入白糖和番茄酱，煮沸后将其浇在红薯片上。

[用法] 佐餐服用，每日1剂，分3次服用。

[功效] 适用于胃下垂、体虚乏力。

[备注] 胃酸多者不宜多食。

专家小课堂

胃下垂患者可以经常洗冷水浴，这样做能有效增强胃肠道平滑肌的收缩力量，增加平滑肌的弹性，有益于胃下垂的恢复。

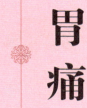

胃痛

　　胃痛是指上腹胃脘部近心窝处经常疼痛，多由外感寒邪、饮食所伤、情志不畅、脾胃素虚所致。有胃痛苦恼的上班族可以用以下偏方来调理。

肉豆蔻砂仁汤

[材料] 肉豆蔻、砂仁各6克，木香、公丁香各3克。

[做法] 将上述材料一起研成细末。

[用法] 早、晚餐前各服1次，每次2克。

[功效] 适用于遇寒必犯的胃痛。

[备注] 服用时可加6克红糖。

豆蔻

陈皮延胡索散

[材料] 陈皮9克，延胡索20克，醋适量。

[做法] 将前2种材料用醋炒后研成细末。

[用法] 每日3次，每次2克。

[功效] 对胃痛、胃酸过多有一定的疗效。

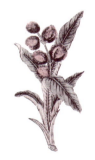

延胡索

鲜姜洋葱方

[材料] 鲜姜30克，洋葱3个，白酒少许。

[做法] 将前2种材料洗净后一起捣成泥，滴入少许白酒后调匀。

[用法] 将药泥敷于患处的皮肤上，先用一块干毛巾覆盖，再将热水袋平放在干毛巾上，使温热感逐渐向患处传导，一般3～5次可见效。

[功效] 可辅助治疗胃痛。

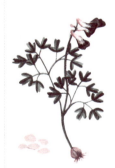

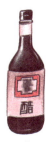

醋

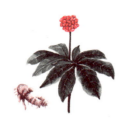

三七

❁ 莲藕三七炖鸡蛋

[材料] 鲜莲藕250克，三七末3克，鸡蛋1个。

[做法] 将鲜莲藕去皮、洗净、切碎后绞汁，将鸡蛋打入碗中并搅散，加入莲藕汁和三七末，搅拌均匀后隔水炖熟。

[用法] 早晨空腹服用，每日1剂，连服10日。

[功效] 适用于脾虚血瘀型胃痛，症见胃脘刺痛、呕血、便血。

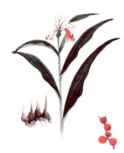

高良姜

❁ 高良姜粥

[材料] 高良姜30克，粳米50克。

[做法] 将高良姜放入砂锅中水煎取汁，放入粳米煮成粥。

[用法] 早晨空腹服用，每日1剂，连服3~7日。

[功效] 适用于胃寒性胃痛。

❁ 柴胡疏肝散

[材料] 柴胡、枳壳、川芎、香附、陈皮各6克，蜜甘草3克，芍药9克。

[做法] 将上述材料水煎取汁。

[用法] 每日1次。

[功效] 疏肝行气、活血止痛，适用于肝气郁结，症见胁肋疼痛、寒热往来、苔黄脉弦。

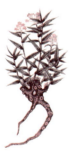

柴胡

❁ 大建中汤

[材料] 蜀椒3克，干姜12克，党参6克，饴糖30克。

[做法] 将前3种材料加水煎汤，向药汤中加入饴糖，待饴糖溶化。

[用法] 温服。

[功效] 温中补虚、降逆止痛，适用于中阳虚衰、阴寒内盛，症见脘腹剧痛、呕逆不能食。

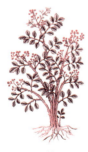

蜀椒

专家小课堂

胃痛患者的饮食应有规律，一日三餐定时、定量，不暴饮暴食，以素食为主，荤素搭配。

鼻炎是指鼻腔黏膜和黏膜下组织的炎症。根据发病的急缓和病程的长短，鼻炎分为急性鼻炎和慢性鼻炎。有些偏方对增强鼻黏膜的抵抗力、促进炎症减轻和防止炎症复发有一定的效果。患鼻炎的上班族可以使用以下偏方，尤其是在换季时，更要注意调理。

鼻炎

菊花薄荷茶

[材料] 菊花、栀子花各10克，薄荷、葱白各3克，蜂蜜适量。
[做法] 用沸水冲泡上述材料，去渣取汁，加蜂蜜调匀。
[用法] 代茶频饮，每日1剂，连服3~5日。
[功效] 适用于急性鼻炎。

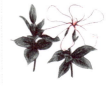

栀子

香油方

[材料] 香油适量。
[做法] 将香油倒入小瓶中。
[用法] 向患侧鼻腔滴香油，每日2次，每次3滴。
[功效] 适用于慢性鼻炎。

辛夷红枣方

[材料] 辛夷3克，红枣5颗。
[做法] 将上述材料水煎取汁。
[用法] 每日1剂，分2~3次服用。
[功效] 适用于慢性鼻炎。

辛夷

鱼腥草方

[材料] 鱼腥草蒸馏液适量。
[做法] 将鱼腥草蒸馏液倒入小瓶中。
[用法] 向患侧鼻腔滴鱼腥草蒸馏液，每日3次，每次5~8滴。
[功效] 适用于萎缩性鼻炎。

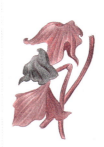

鱼腥草

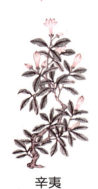

辛夷

🌸 川芎蒸猪脑

[材料] 猪脑2个，川芎、白芷各10克，辛夷15克。

[做法] 将猪脑剔去红筋、洗净，将后3种材料放入锅中，加2碗水，煎至剩1碗水，去渣取汁，将药汁倒入开水锅中，放入猪脑，隔水蒸熟。

[用法] 饮汤、食猪脑，坚持服用方可见效。

[功效] 适用于慢性鼻炎。

🌸 辛夷白芷半夏方

[材料] 辛夷、苍耳子、薄荷、川贝母各9克，白芷、甘草各6克，法半夏、陈皮各3克，三七、冰片各1.5克。

[做法] 先将冰片研成细末，再与其他材料一起研成细末，装入瓶中。

[用法] 用棉签蘸少许药末，轻轻塞入患侧鼻腔，每日2~3次。

[功效] 利窍通鼻。

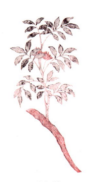

甘草

🌸 桔梗辛夷汤

[材料] 桔梗12克，辛夷、白芷、苍耳子、广藿香各10克，淮山、黄芪、薏苡仁各24克，白术、党参、茯苓各15克，石菖蒲9克。

[做法] 将上述材料加水煎汤。

[用法] 每日1剂，分2次服用。

[功效] 适用于慢性鼻炎。

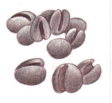

薏苡仁

🌿 专家小课堂

鼻炎患者日常注意事项

◎养成良好的生活习惯，不过度疲劳，保持充足的睡眠，不饮酒、吸烟。

◎在冬季、春季或感冒流行期间，外出要戴口罩，尽量少去公共场所。

祛风宣肺汤

[材料] 苍耳子、蝉蜕各15克，蜜麻黄、辛夷、甘草各9克。

[做法] 将上述材料水煎2次，将2次煎出的药汁混合均匀。

[用法] 每日1剂，分3次服用。

[功效] 适用于过敏性鼻炎。

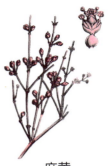

麻黄

白萝卜大蒜方

[材料] 鲜白萝卜、大蒜各适量。

[做法] 将上述材料分别洗净、捣烂、取汁，各取1毫升汁液混合均匀。

[用法] 早、晚各向患侧鼻腔滴1次，7日为1个疗程，连用2个疗程。

[功效] 适用于慢性鼻炎。

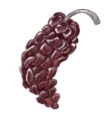

桑葚

鹅不食草方

[材料] 鹅不食草末适量。

[做法] 用湿药棉包裹鹅不食草末。

[用法] 将湿药棉塞入患侧鼻腔，30～60分钟后取出。

[功效] 适用于急性鼻炎、慢性鼻炎。

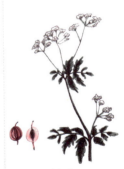

蛇床

温阳散风汤

[材料] 枸杞子、桑葚、白芍各12克，白蒺藜、川芎、白芷、乌梅、蛇床子、锁阳、淫羊藿各10克，荜茇5克，细辛3克。

[做法] 将上述材料加水煎汤。

[用法] 每日1剂，分2次服用。

[功效] 温补肺肾、祛风散寒，适用于过敏性鼻炎。

专家小课堂

　　研究发现，适度的运动有助于缓解鼻炎症状。另外，按摩穴位也可以治疗鼻炎，如先用手指在鼻部两侧自上而下反复揉捏鼻部5分钟左右，然后轻轻点按迎香穴（鼻唇沟中，平鼻翼外缘中点处）和上迎香穴（鼻唇沟上端尽头处）各1分钟。每日坚持此按摩法对缓解鼻炎症状有一定的效果。

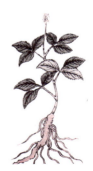

淫羊藿

咽炎

咽炎是指咽部黏膜和黏膜下组织的炎症，常为上呼吸道感染的一部分。根据病程的长短和病理改变性质的不同，咽炎分为急性咽炎和慢性咽炎。只有针对不同症状使用不同偏方，才能做到对症下药。

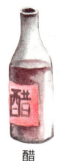

醋

蜂蜜醋

[材料] 蜂蜜2汤匙，醋（如苹果醋）20～50毫升，冰水150毫升。

[做法] 将醋倒入杯中，加入蜂蜜，充分搅拌，倒入冰水，继续充分搅拌。

[用法] 直接服用，当日服完。

[功效] 对咽炎有一定的疗效。

[备注] 不要一次性过量服用，以免摄入过多糖分。

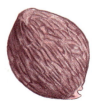

胖大海

胖大海茶

[材料] 胖大海4个。

[做法] 将胖大海放入杯中，用开水冲泡，盖上盖泡开。

[用法] 代茶饮用。

[功效] 清热、润肺、利咽，适用于咽炎、声音嘶哑、急性扁桃体炎、目赤、牙痛。

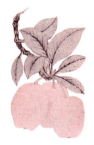

雪梨

罗汉果雪梨饮

[材料] 罗汉果1个，雪梨1个。

[做法] 将罗汉果洗净，将雪梨洗净、去皮、去籽、切成碎块，将二者一同放入锅中，加适量水煮30分钟。

[用法] 每日1次。

[功效] 清热滋阴、润喉消炎，适用于急性咽炎、慢性咽炎。

甘草桔梗麦冬散

[材料] 甘草、桔梗、麦冬各250克，怀牛膝500克，青果100克。

[做法] 将上述材料一起研成粗末，分成若干包（10克/包），用塑料袋封装。

[用法] 用开水冲泡，代茶饮用，每日1～2包。

[功效] 对慢性咽炎有辅助治疗作用。

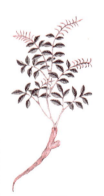

甘草

鲜荸荠方

[材料] 鲜荸荠适量。

[做法] 将鲜荸荠洗净、去皮、切碎，用洁净的纱布绞汁。

[用法] 适量饮用。

[功效] 适用于慢性咽炎。

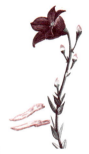

桔梗

绿豆海带茶

[材料] 绿豆、海带各50克，白糖少许。

[做法] 将海带泡发、洗净、切丝，与绿豆一起放入锅中，加水煮至绿豆酥烂后放入白糖调味。

[用法] 代茶饮用。

[功效] 适用于在慢性咽炎治愈后调理身体。

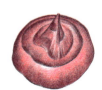

荸荠

罗汉果茶

[材料] 罗汉果适量。

[做法] 将罗汉果捣碎后放入杯中，用开水冲泡。

[用法] 代茶饮用。

[功效] 适用于慢性咽炎。

杏仁红糖方

[材料] 杏仁500克，红糖适量。

[做法] 将杏仁炒干、捣碎，加适量红糖调匀。

[用法] 用温水送服，每日3次，每次6克。

[功效] 适用于慢性咽炎。

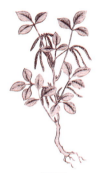

绿豆

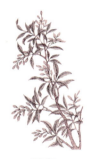

橄榄

芝麻叶方

[材料] 鲜芝麻叶6片。

[做法] 将鲜芝麻叶洗净。

[用法] 嚼烂后慢慢吞咽，每日3次。

[功效] 适用于慢性咽炎。

檀香橄榄茶

[材料] 檀香橄榄3～5个，绿茶1克。

[做法] 将上述材料放入杯中，用开水冲泡，加盖闷泡5分钟。

[用法] 代茶饮用。

[功效] 适用于慢性咽炎、咽部有异物感。

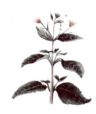

玄参

红大戟方

[材料] 红大戟3克。

[用法] 含服，每日2次。

[功效] 适用于慢性咽炎。

清咽粥

[材料] 玄参30克，甘草10克，麦冬20克，乌梅2颗，粳米100克。

[做法] 将前2种材料洗净、切片，将麦冬洗净、去心，将乌梅洗净、去核，将粳米淘洗干净，将所有材料一同放入锅中，加适量水煮成粥。

[用法] 每日1剂，分2次服用。

[功效] 清咽利喉、生津止渴，适合急性咽炎、慢性咽炎患者在春季食用。

麦冬莲子茶

[材料] 麦冬、莲子各15克，冰糖适量。

[做法] 将上述材料水煎取汁。

[用法] 代茶饮用。

[功效] 对慢性咽炎引起的咽部疼痛、干燥和声音嘶哑有很好的疗效。

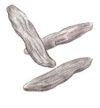

麦冬

肺炎是一种常见疾病，种类较多。中医认为，肺炎常发生于劳倦过度、醉后当风等人体正气不足、表卫不固之时。上班族在日常生活中应注意休息，少吸烟、饮酒，如果得了肺炎，那么最好不要长时间待在不通风的办公室里，否则会使症状变得更严重。平时多开窗通风，并配合以下偏方，是预防和治疗肺炎的有效方法。

肺炎

秘制白果

[材料] 白果、麻油各适量。

[做法] 将白果去壳后放入罐中，用煎沸的麻油浸泡，封罐，埋于地下2尺（1尺≈0.33米）深处1个月。

[用法] 用温水送服白果仁，第一日吃1个，第二日吃2个，逐日增加到10个。

[功效] 可缓解肺炎症状。

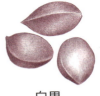

白果

鲜芦根粥

[材料] 鲜芦根100克，粳米50克。

[做法] 将上述材料加水煮成稀粥。

[用法] 每日2~3次。

[功效] 清肺泻热、养阴生津，适用于肺炎。

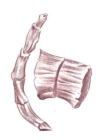

芦根

罗汉果桔梗饮

[材料] 罗汉果20克，干桔梗片30克，白糖50克。

[做法] 将罗汉果洗净、捣碎，与干桔梗片一同放入锅中，加水，先用大火煮沸，再用小火煮30分钟，加入白糖。

[用法] 每日1剂，分2~3次服用。

[功效] 清肺、止咳。

[备注] 可用西瓜、苹果、枇杷、柿子中的任何一种水果代替罗汉果。

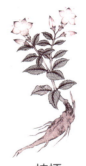

桔梗

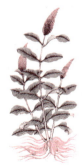

夏枯草

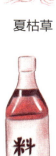

料酒

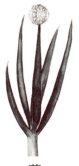

葱

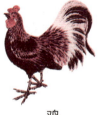

鸡

🌸 夏枯草猪肺饮

[材料] 夏枯草50克，猪肺1对，料酒15毫升，盐4克，味精3克。

[做法] 将夏枯草洗净，将猪肺放入锅中汆烫，倒掉血水后切块，将二者和料酒一同放入锅中，加水，先用大火烧沸，再用小火炖45分钟，加盐、味精调味。

[用法] 佐餐服用。

[功效] 止咳、祛痰。

🌸 鹿衔草炖冬瓜

[材料] 鹿衔草20克，冬瓜500克，生姜10克，葱15克，盐、味精各3克。

[做法] 将鹿衔草洗净，将冬瓜去皮、洗净后切成3厘米宽、5厘米长的块，将生姜拍烂，将葱切段，将四者一同放入锅中，加2500毫升水，先用大火烧沸，再用小火炖45分钟，加盐、味精调味。

[用法] 佐餐服用。

[功效] 消肿、止咳。

🌸 凉粉草炖土鸡

[材料] 鲜凉粉草150克（干品90克），土鸡半只。

[做法] 将鲜凉粉草放入锅中后加10碗水，用中火煮至剩5碗水，去渣取汁，用药汁炖土鸡大约40分钟。

[用法] 1～2日1剂，连服3～5剂。

[功效] 可改善肺病久咳。

🌸 石椒草方

[材料] 石椒草1000克。

[做法] 将石椒草放入锅中后加3000毫升水，煎至剩1000毫升水，去渣取汁，放入冰箱内保存。

[用法] 每日3次，每次30毫升。

[功效] 辛凉解表、清热活血，适用于大叶性肺炎、扁桃体炎、感冒。

❀ 百合薏苡仁粥

[材料] 百合（干品）30克，薏苡仁100克。

[做法] 将上述材料放入锅中后加5碗水，煮至剩3碗水。

[用法] 每日1剂，分3次服用。

[功效] 滋阴润肺，适用于肺炎。

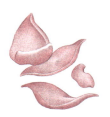

百合

❀ 黄连方

[材料] 黄连适量。

[做法] 将黄连研成细末。

[用法] 用温水送服，每日4～6次，每次0.6克。

[功效] 适用于肺炎发热。

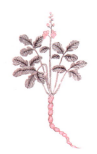

黄连

❀ 天冬方

[材料] 天冬20克。

[做法] 将天冬水煎取汁。

[用法] 早、晚各服1次，每次1剂。

[功效] 养阴清热、润肺滋肾，适用于肺炎咯血、阴虚发热、内伤吐血。

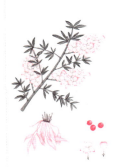

天冬

❀ 鸭梨粥

[材料] 鸭梨350克，粳米50克，冰糖适量。

[做法] 将鸭梨洗净，加入部分冰糖，绞碎、挤汁；将粳米淘洗干净，加水煮成粥，待粥将熟时放入鸭梨汁和剩余的冰糖，继续煮片刻。

[用法] 趁热顿服，每日1次。

[功效] 润肺止咳，可缓解肺炎症状。

🌱 专家小课堂

　　肺炎属于急性热病，消耗人体正气，影响脏腑功能，容易导致消化功能降低，因此肺炎患者的饮食应以高营养、清淡、易消化为宜，不要吃肥甘厚味。

鸭梨

哮喘

哮喘是指因气管和支气管对各种刺激物的刺激不能适应，引起支气管平滑肌痉挛、黏膜肿胀、分泌物增加，从而导致支气管管腔狭窄的病症。长期待在办公室里，空气不流通，可能诱发哮喘。患哮喘的上班族可服用以下偏方，把哮喘对身体的损害降到最低。

莱菔子

莱菔子蜜丸

[材料] 莱菔子100克，蜂蜜少许。
[做法] 将莱菔子研成细末，加蜂蜜炼为蜜丸。
[用法] 每日2~3次，每次10克。
[功效] 适用于哮喘。

丝瓜花方

[材料] 丝瓜花5朵，粳米50克。
[做法] 将上述材料放入水中浸泡一夜，次日早晨捣烂，放入锅中后加适量水，先用大火煮沸，再用小火煮15分钟。
[用法] 每日1次。
[功效] 适用于哮喘。

艾叶

艾叶汁

[材料] 鲜艾叶120克。
[做法] 先将鲜艾叶洗净，再加水捣烂、绞汁。
[用法] 每日1次。
[功效] 适用于哮喘。

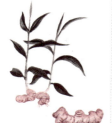

姜

南瓜饴糖姜汁

[材料] 南瓜块、饴糖各1500克，生姜汁60毫升。
[做法] 将南瓜块煮透，去渣取汁，将南瓜汁浓缩后加入饴糖和生姜汁。
[用法] 用温水冲服，早、晚各服15毫升，冬至前后开始服用，连服2个月。
[功效] 可预防哮喘。

核桃杏仁姜汤

[材料] 核桃仁25克，杏仁、生姜各10克，蜂蜜适量。

[做法] 将生姜洗净，与核桃仁、杏仁一起捣烂后放入锅中，加400毫升水，用大火煮沸后加入蜂蜜，用小火煮10分钟。

[用法] 每日1剂，分2次服用，连服数月。

[功效] 补肾润肺、止咳定喘，适合久患哮喘、体质虚弱、气短喘促者。

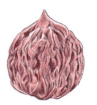

核桃

胡椒杏仁外敷方

[材料] 胡椒、杏仁、桃仁、糯米、栀子各8粒，鸡蛋1个。

[做法] 将上述材料一起研成细末，调入鸡蛋清。

[用法] 将鸡蛋清敷于双足的涌泉穴，先用纱布覆盖，再用胶布固定，敷至鸡蛋清变干为止。每日1次，3日为1个疗程。

[功效] 对支气管哮喘有较好的辅助治疗作用。

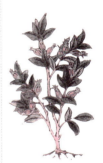

栀子

米醋煮鸡蛋

[材料] 鸡蛋1个，米醋适量。

[做法] 用米醋煮鸡蛋，待鸡蛋熟后去壳，继续煮5分钟。

[用法] 吃鸡蛋，每日2次，每次1剂。

[功效] 可缓解季节性哮喘。

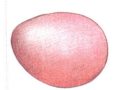

鸡蛋

薄荷紫苏饮

[材料] 薄荷（后下）15克，陈皮、紫苏各10克。

[做法] 将上述材料水煎取汁。

[用法] 每日1剂，分2次服用。

[功效] 适用于外感风寒引起的咳嗽、气喘。

专家小课堂

　　哮喘患者的饮食应以清淡、易消化的食物为主；宜多食用大豆蛋白，如豆类及豆制品等；不宜食用刺激性较强的食物和饮料；应少吃异性蛋白类食物。

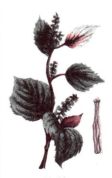

紫苏

慢性支气管炎

慢性支气管炎的主要症状是咳嗽、咳痰、喘息或气短，尤以清晨或夜间为重，痰量增多。在办公室这种空气不流通的环境中，本病很容易反复。以下偏方可以起到预防、治疗本病的作用。

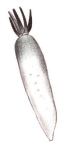

白萝卜

浮石白萝卜方

[材料] 白萝卜丁300克，浮石20克，甜杏仁15克，川贝5克，黄酒1茶匙。

[做法] 将浮石、甜杏仁、川贝洗净、打碎，用黄酒润湿，与白萝卜丁一起倒入瓷罐中，放入锅中后隔水蒸2小时，离火，冷却后用洁净的纱布绞汁，将药汁倒入瓷罐中，隔水蒸半小时，离火，冷却后倒入瓶中，密封。

[用法] 用温水送服，每日2次，每次2小勺。

[功效] 清热化痰，适用于咳痰黄稠、肺火重的慢性支气管炎。

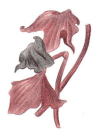

鱼腥草

猪肺鱼腥草方

[材料] 猪肺250克，鱼腥草60克，盐适量。

[做法] 将猪肺洗净、切块、挤去泡沫，与鱼腥草一同放入砂锅中，加适量水煮汤，煮熟时加适量盐调味。

[用法] 饮汤、食猪肺，每日1次，连服3~5日。

[功效] 清肺化痰，适合肺有热痰的支气管炎患者。

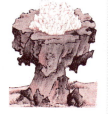

石膏

麻黄石膏方

[材料] 麻黄10克，石膏（先煎）30克，甘草9克，半夏、红枣各6克，生姜3片。

[做法] 将上述材料水煎取汁。

[用法] 每日1剂，分2次服用。

[功效] 可缓解慢性支气管炎。

荷叶冬瓜汤

[材料] 荷叶1片，鲜冬瓜块500克，盐适量。

[做法] 将前2种材料放入锅中，加适量水煮汤，加盐调味。

[用法] 饮汤、食冬瓜。

[功效] 适用于慢性支气管炎。

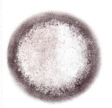

盐

川贝党参煮雪梨

[材料] 川贝、杏仁各10克，党参20克，冰糖30克，雪梨2个。

[做法] 将川贝打碎，将杏仁用开水余烫后去皮，将党参切碎，将冰糖捣碎，将雪梨洗净、去皮、切块，将所有材料一同放入锅中，加500毫升水，先用大火煮沸，再用小火煮35分钟。

[用法] 每日1次，每次1小碗。

[功效] 止咳祛痰，适用于咳痰黄稠的慢性支气管炎。

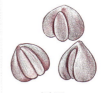

川贝

白鲜皮汤

[材料] 白鲜皮6～9克。

[做法] 将白鲜皮加水煎汤。

[用法] 每日1剂，分2次服用，早、晚各服用1次。7日为1个疗程，7日后停服1日，所需疗程视病情而定。

[功效] 清热解毒、化痰止咳，适用于慢性支气管炎。

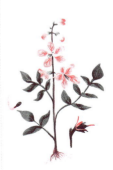

白鲜

黄芪桑白皮茶

[材料] 黄芪30克，桑白皮20克。

[做法] 将上述材料放入锅中，加750毫升水煎煮，去渣取汁。

[用法] 代茶饮用，每日1次。

[功效] 益气消炎。

独活红糖饮

[材料] 独活、红糖各10克。

[做法] 将上述材料放入锅中，加适量水煎取100毫升药汁。

[用法] 每日1剂，分3～4次服用，7日为1个疗程。

[功效] 适用于慢性支气管炎。

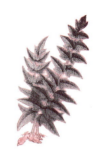

独活

感冒

中医认为，感冒多由风邪侵袭所致。风邪一般不单独致病，常与寒、热、湿、暑相杂致病，故感冒分为风寒感冒、风热感冒、暑湿感冒等。感冒虽不算大病，但绝不可轻视。上班族患感冒后若不及时治疗，则可能导致病情加重或诱发其他疾病，尤其是在不通风的办公室里，还容易交叉感染。用以下偏方辅助治疗感冒是比较简单、有效的方法。

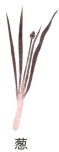

葱

葱白淡豆豉汤

[材料] 葱白15克，淡豆豉30克。

[做法] 将上述材料加水煎汤。

[用法] 趁热饮用。

[功效] 适用于感冒初起的表证。

辣茶方

[材料] 辣椒500克，茶叶10克，胡椒、盐各适量。

[做法] 将上述材料一起研成细末，搅拌均匀，装入瓷瓶中并封口，静置半个月。

[用法] 用开水冲泡5分钟，温服，每日2次，每次3克。

[功效] 辣椒和胡椒具有温中散寒、健胃消食的功效，分开服用二者的效果并不强，同时服用二者则可以增强功效，达到驱寒解表、增进食欲的效果。

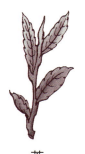

茶

生姜红糖茶

[材料] 生姜片30克，红糖适量。

[做法] 将生姜片水煎取汁，加入红糖。

[用法] 早、晚温服后马上盖被（出微汗即停），或者代茶频饮。

[功效] 适用于风寒感冒。

[备注] 风热感冒患者不能吃生姜、葱、红糖等食物，否则容易助长体内的热气，不利于恢复健康。

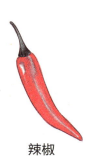

辣椒

金银花茶

[材料] 金银花20克，茶叶6克，白糖30克。

[做法] 将前2种材料放入砂锅中，加适量水，用大火煮沸，加入白糖，待白糖溶化后去渣取汁。

[用法] 趁热饮用，每日1次，连服2~3日。

[功效] 辛凉解表，适用于风热感冒。

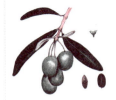

金银花

橄榄萝卜汤

[材料] 鲜橄榄35个，鲜萝卜（胡萝卜、白萝卜均可）半个或1个。

[做法] 将上述材料洗净、切开后加水煮汤。

[用法] 饮汤、食材料，每日1次，连服5~7日。

[功效] 可缓解感冒症状。

橄榄

大青叶茶

[材料] 大青叶50克。

[做法] 将大青叶水煎取汁。

[用法] 代茶饮用。

[功效] 清热解毒、凉血止血，适用于风热感冒。

葱豉黄酒汤

[材料] 带须葱白30克，淡豆豉15克，黄酒50毫升。

[做法] 将淡豆豉放入锅中煎煮10分钟，加入洗净、切碎的带须葱白，继续煎煮5分钟，去渣取汁，倒入黄酒。

[用法] 每日1剂，分2次服用，趁热服用效果更佳。

[功效] 可缓解风寒感冒症状。

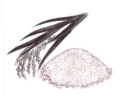

黄酒

葱白粥

[材料] 葱白3段，粳米50克，白糖适量。

[做法] 将粳米加水煮成粥，起锅前加入葱白段和白糖。

[用法] 每日1次，趁热服用，出微汗即停。

[功效] 解表散寒、和胃补中，适用于风寒感冒。

粳米

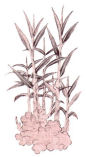

姜

葱姜糯米粥

[材料] 葱白7段，生姜末6克，糯米50克。

[做法] 将糯米加水煮成粥，起锅前加入葱白段和生姜末，盖上盖继续煮片刻。

[用法] 趁热服用。

[功效] 发汗。

贯众方

[材料] 贯众60克。

[做法] 将贯众加水煎煮10分钟，去渣取汁。

[用法] 顿服，每日1～2剂。

[功效] 可缓解风热感冒所致的头痛、鼻塞。

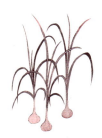

贯众

大蒜方

[材料] 大蒜3瓣，蜂蜜适量。

[做法] 将大蒜去皮、洗净、捣成泥，加入适量蜂蜜，混合均匀。

[用法] 用白开水送服，每日3次，每次1剂。

[功效] 适用于流行性感冒。

大蒜

荆芥粥

[材料] 荆芥9克，薄荷（后下）3克，淡豆豉10克，粳米100克。

[做法] 将前3种材料加水煎煮，煮沸5分钟后去渣取汁，将药汁和粳米煮成粥。

[用法] 温服，每日2次。

[功效] 可缓解感冒症状。

麻黄汤

[材料] 麻黄5克。

[做法] 将麻黄加水煎汤。

[用法] 趁热饮用。

[功效] 适用于外感风寒所致的恶寒、发热、头痛、鼻塞、无汗、脉浮紧。

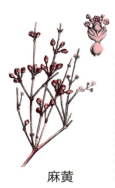

麻黄

一般来说，若大便在肠内停留超过48小时，则可认定为便秘。便秘是多种疾病的一种症状，而不是一种病，常见表现是排便次数明显减少，2～3日或更长时间排1次便，或者排便无规律，大便干燥，常伴有排便困难感。上班族工作压力大，容易上火，加上久坐不动，很容易出现便秘症状，可以用以下偏方来调理。

便秘

香油蜂蜜方

[材料] 香油、蜂蜜各20毫升。

[做法] 将上述材料搅拌均匀。

[用法] 每日2次，每次1剂。

[功效] 适用于便秘。

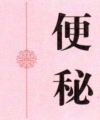

香油

炒松子方

[材料] 松子适量。

[做法] 将松子用沙炒熟。

[用法] 早、晚当作零食食用，每次20～30粒。

[功效] 补血养阴、润肺滑肠。

松子粥

[材料] 松子50克，粳米100克。

[做法] 将上述材料加水煮成稀粥。

[用法] 代餐服用，每日2次，每次1剂。

[功效] 适用于肠燥便秘。

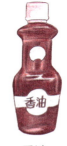

松子

苦杏仁炖雪梨

[材料] 苦杏仁10克，雪梨1个，白糖30～50克。

[做法] 将上述材料一同放入有水的碗中，隔水蒸1小时。

[用法] 饮汤、食雪梨。

[功效] 降火，经常服用可有效缓解便秘。

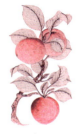

杏

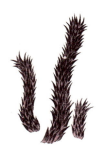

肉苁蓉

肉苁蓉方

[材料] 肉苁蓉30克。

[做法] 将肉苁蓉水煎取汁。

[用法] 温服，每日1剂，分3次服用。

[功效] 适合体虚、便秘许久不愈者。

二仁芝麻蜜丸

[材料] 火麻仁、杏仁、芝麻各等份，蜂蜜适量。

[做法] 将前3种材料研成细末，加蜂蜜炼为如枣般大小的蜜丸。

[用法] 用温水送服，每日2～3次，每次1丸。

[功效] 清热润肠，适用于大便干燥。

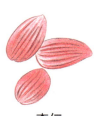

杏仁

泡桐根茶

[材料] 泡桐根15～30克。

[做法] 将泡桐根水煎取汁。

[用法] 代茶饮用。

[功效] 适用于大便干燥、腹痛。

金银花蜂蜜饮

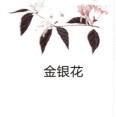

金银花

[材料] 金银花15克，蜂蜜30克。

[做法] 将金银花水煎取汁（不要太浓），晾凉后分成2碗，加入蜂蜜，待蜂蜜溶化后倒入瓶中保存。

[用法] 每日1剂，分2次服用，每次1碗。

[功效] 清热通便，适用于热结所致的便秘。

茼蒿方

[材料] 茼蒿250克。

[做法] 将茼蒿洗净后放入沸水中煮熟。

[用法] 饮汤、食茼蒿。

[功效] 适用于便秘、口臭。

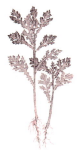

茼蒿